Gesetzlich vorgeschriebene Aushänge für die Altenpflege 2013

Luchterhand

Die Deutsche Bibliothek – CIP-Einheitsaufnahme
Ein Titeldatensatz für diese Publikation ist bei
der Deutschen Bibliothek erhältlich

Copyright © by Wolters Kluwer Deutschland GmbH
Sitz der Gesellschaft: Köln
Anschrift: Luxemburger Straße 449, 50939 Köln
eingetragen unter HRB 58843 beim Amtsgericht Köln
Geschäftsführer: Dr. Ulrich Hermann
Ust.-Id.-Nr. DE 188836808
www.wolterskluwer.de

Produktmanager: Norbert Fattler
Adresse: Luxemburger Straße 449, 50939 Köln
Telefon: 0221 94373 7332
E-Mail: NFattler@wolterskluwer.de

ISBN 978-3-472-08425-9

Alle Texte und die darin enthaltenen Zahlenangaben
wurden vom Verlag mit großer Sorgfalt zusammengestellt.
Eine Gewähr für die Richtigkeit dieser Angaben
kann jedoch nicht übernommen werden.

Satz: paginamedia GmbH, 69502 Hemsbach
Druck: Medienhaus Plump GmbH, 53619 Rheinbreitbach

Inhaltsübersicht

Einführung

Zum Schutz der Erhaltung der Gesundheit der Arbeitnehmer hat der Gesetzgeber Vorschriften erlassen, deren Beachtung durch den Arbeitgeber und seine Beauftragten – Betriebsleiter, Personalleiter und andere verantwortliche Betriebsangehörige mit entsprechenden leitenden Funktionen – gefordert wird. Hierzu gehören auch bestimmte Aufzeichnungs- und Bekanntmachungspflichten.

Die Einhaltung der Vorschriften wird durch die Arbeitsschutzbehörden bzw. Gewerbeaufsichtsämter überwacht, die von Zeit zu Zeit ihre Beauftragten zu diesem Zwecke in die Betriebe entsenden. Verstöße gegen die Arbeitsschutzgesetze können durch Festsetzung von Zwangsgeld, Ersatzvornahme oder auch durch Einleiten von Straf- und Ordnungswidrigkeitsverfahren geahndet werden (vgl. z. B. § 16 Abs. 1 ArbZG i.V.m. § 22 Abs. 1 Nr. 8 ArbZG).

Um den Arbeitnehmern selbst Gelegenheit zu geben, sich jederzeit über die zu ihrem Schutz erlassenen Vorschriften und deren Einhaltung zu vergewissern, besteht für die wichtigsten Schutzgesetze eine Aushang- bzw. Auslagepflicht.

In welcher Form die Bestimmungen in den einzelnen Betrieben einzuhalten sind, ist nicht vorgeschrieben. In vielen Betrieben wird ein Aushang an einer Wandtafel an gut sichtbarer, jedem Arbeitnehmer zugänglichen Stelle, dem vorgeschriebenen Zweck am besten entsprechen. Es genügt aber auch, die Bestimmungen, wie sie in dieser Broschüre enthalten sind, an geeigneten Stellen im Betrieb (z. B. Personalbüro, Betriebsratsbüro, Kantine) zur Einsicht auszulegen oder auszuhängen. Ob auch die zur Verfügungstellung im Intranet ausreichend ist, ist fraglich. Ausschließlich das Allgemeine Gleichbehandlungsgesetz beinhaltet, dass die Bekanntmachung auch durch im Betrieb allgemein übliche Kommunikationsmittel erfolgen kann.

Die vorliegende Ausgabe enthält den amtlichen Wortlaut der wichtigsten Arbeitsschutzvorschriften, die für die meisten Betriebe infrage kommen und deren Aushangpflicht vorgeschrieben ist. Von dem Abdruck von Gesetzen, die nur für einzelne Branchen gelten, wurde bewusst abgesehen.

Die wichtigsten hier aufgenommenen Arbeitsschutzvorschriften sind im Einzelnen:

1. Allgemeines Gleichbehandlungsgesetz

Nach Art. 3 Abs. 2 GG ist eine Ungleichbehandlung aufgrund des Geschlechts, der Abstammung, der Rasse, der Sprache, der Heimat und Herkunft, des Glaubens, der religiösen oder politischen Anschauungen sowie einer Behinderung verboten. Dieses Verbot umfasst unmittelbare und mittelbare (versteckte) Benachteiligungen, soweit nicht ausdrücklich unterschiedliche Regelungen geboten sind (z. B. beim Mutterschutz). Diese Verfassungsnorm wirkt vorrangig als Abwehrrecht gegenüber dem Staat, entfaltet aber auch über Generalklauseln und andere auslegungsbedürftige Rechtsbegriffe eine sogenannte Drittwirkung für den Privatrechtsverkehr.

So verbietet es der arbeitsrechtliche Gleichbehandlungsgrundsatz, einzelne Arbeitnehmer oder Gruppen von Arbeitnehmern ohne sachlichen Grund von allgemein begünstigenden Regelungen auszunehmen und schlechter zu stellen als andere Arbeitnehmer in vergleichbarer Lage. Die Begünstigung einzelner Arbeitnehmer hingegen ist zulässig.

Durch das Allgemeine Gleichbehandlungsgesetz (AGG) ist spezialgesetzlich geregelt, dass niemand aus Gründen der Rasse, wegen der ethnischen Herkunft, des Geschlechts, der Religion oder Weltanschauung, einer Behinderung, des Alters oder der sexuellen Identität benachteiligt bzw. belästigt werden darf (§ 1 AGG). Hierbei erfasst das Gesetz sowohl unmittelbare als auch mittelbare Benachteiligungen (§ 3 AGG). Es erfasst auch Benachteiligungen, die mit einem der vom Gesetz geschützten Kriterien in Zusammenhang stehen und die durch eine unerwünschte Verhaltensweise bezweckt oder bewirkt werden, welche die Würde der betreffenden Person verletzt und ein von Einschüchterungen, Anfeindungen, Erniedrigungen, Entwürdigungen oder Beleidigungen gekennzeichnetes Umfeld schaffen. Eine vom AGG untersagte sexuelle Belästigung besteht in einem unerwünschten, sexuell bestimmten Verhalten. Sexuell oder sexuell bestimmt ist jedes Verhalten, das einen geschlechtlichen Bezug aufweist (§ 3 AGG).

Das AGG umfasst dabei alle Bereiche des Arbeitslebens. So darf bereits eine Stellenausschreibung keine diskriminierenden Bestandteile haben. Mitarbeiter haben bei einer Ungleichbehandlung ein Beschwerde- und unter Umständen ein Leistungsverweigerungsrecht (§§ 13, 14 AGG). Unzulässige Benachteiligungen werden durch Entschädigungs- und Schadensersatzregelungen sanktioniert (§ 15 AGG). Wer sich auf das AGG beruft, muss nur Indizien beweisen, die eine Benachteiligung vermuten lassen. Gelingt dies, muss die andere Partei beweisen, dass kein Verstoß vorliegt.

Ungleichbehandlungen sind in den vom Gesetz zugelassenen Fällen möglich, beispielsweise aufgrund unterschiedlicher beruflicher Anforderungen (§ 8 AGG). Religions- und Weltanschauungsgemeinschaften dürfen ihre Beschäftigten ungleich behandeln, wenn die Religion oder Weltanschauung eine gerechtfertigte berufliche Anforderung darstellt (§ 9 AGG). Eine unterschiedliche Behandlung wegen Alters wird in § 10 AGG unter insgesamt sechs Aspekten gerechtfertigt.

Das Gesetz verpflichtet den Arbeitgeber, alles ihm Mögliche zur Unterbindung benachteiligender Maßnahmen zu veranlassen. Die Schulung der Beschäftigten mit dieser Zielrichtung gilt als Erfüllung dieser Verpflichtung. Zudem hat der Arbeitgeber eine Beschwerdestelle für Arbeitnehmer einzurichten und er muss die im Einzelfall geeigneten, erforderlichen und angemessenen Maßnahmen zur Unterbindung der Benachteiligung ergreifen. Dies fängt bei der Ermahnung an und geht über die Abmahnung bis hin zur Kündigung des Arbeitsverhältnisses (§ 12 AGG).

Gemäß § 12 Abs. 5 AGG ist der Arbeitgeber verpflichtet, dieses Gesetz und § 61b des Arbeitsgerichtsgesetzes sowie Informationen über die für die Behandlung von Beschwerden nach § 13 AGG zuständigen Stellen im Betrieb oder in der Dienststelle bekannt zu machen.

2. Arbeitszeitgesetz

Das Arbeitszeitgesetz (ArbZG) gilt für alle Arbeitnehmer über 18 Jahre in Betrieben und Verwaltungen aller Art. Ausnahmen ergeben sich aus § 18 ArbZG. Das Gesetz regelt den öffentlich-rechtlichen Arbeitsschutz, soweit er sich auf die Arbeitszeiten bezieht. Eckpunkte sind die Begrenzung der täglichen Arbeitszeit, Mindestruhepausen und Mindestruhezeiten, Regelung der Nachtarbeit und der Arbeitsruhe an Sonn- und Feiertagen.

Zur Sicherung der Einhaltung der Arbeitszeit hat der Arbeitgeber hiernach folgende Pflichten:

– Er muss an geeigneter Stelle im Betrieb einen Abdruck des Arbeitszeitgesetzes auslegen oder aushängen.

– Die über die werktägliche Arbeitszeit des § 3 Satz 1 ArbZG hinausgehende Arbeitszeit der Arbeitnehmer ist aufzuzeichnen und die Aufzeichnungen sind mindestens zwei Jahre aufzubewahren.

Das Arbeitszeitgesetz erweitert unter Beibehaltung des Acht-Stunden-Tages den Gestaltungsfreiraum für eine flexiblere Verteilung der Arbeitszeit. Die tägliche Arbeitszeit kann auf bis zu zehn Stunden verlängert werden, wenn diese Verlängerung innerhalb eines

Ausgleichszeitraums von sechs Monaten auf durchschnittlich acht Stunden ausgeglichen wird. Die wöchentliche Arbeitszeit darf 48 Stunden nicht überschreiten (bei Nutzung des Ausgleichszeitraumes 60 Stunden).

Die Arbeitnehmer müssen nach Beendigung der täglichen Arbeitszeit eine ununterbrochene Ruhezeit von mindestens elf Stunden haben. Die tägliche Arbeit ist zudem durch im Voraus feststehende Ruhepausen von mindestens 30 Minuten bei einer Arbeitszeit von mehr als sechs bis zu neun Stunden und 45 Minuten bei einer Arbeitszeit von mehr als neun Stunden insgesamt zu unterbrechen. Diese Ruhepausen können in Zeitabschnitte von jeweils 15 Minuten aufgeteilt werden.

Das Arbeitszeitgesetz regelt nur die Arbeitszeit für Arbeitnehmer über 18 Jahre. Soweit Arbeitszeitvorschriften für Jugendliche (bis zu 18 Jahren) infrage stehen, sind die Bestimmungen des Jugendarbeitsschutzgesetzes anzuwenden.

Das Arbeitszeitgesetz passt die Arbeitszeitgrundnormen an die Notwendigkeiten des Arbeitslebens im Interesse des Gesundheitsschutzes der Arbeitnehmer an. Diese Grundnormen sollen in einem vertretbaren Rahmen durch die Aufsichtsbehörde oder die Tarifvertragspartner ausgefüllt werden. Sie können diese Möglichkeit unter bestimmten Voraussetzungen an die Betriebspartner delegieren. Die Tarifvertragspartner haben allerdings Vorrang vor den Betriebspartnern.

Im Arbeitszeitgesetz wurden die notwendigen Änderungen infolge des Urteils des Europäischen Gerichtshofes zum Bereitschaftsdienst vorgenommen. Arbeitsbereitschaft und Bereitschaftsdienst werden insgesamt als Arbeitszeit gewertet. Die Tarifvertragsparteien erhalten hierbei Gestaltungsspielräume. Sie können in einem abgestuften Modell auf tarifvertraglicher Grundlage längere Arbeitszeiten vereinbaren.

Die Nachtschichtarbeit muss unter Berücksichtigung der gesicherten arbeitswissenschaftlichen Erkenntnisse über die menschengerechte Gestaltung der Arbeit erfolgen. Für Nachtarbeitnehmer sind regelmäßige arbeitsmedizinische Untersuchungen vorgeschrieben. Sie haben zudem einen Umsetzungsanspruch auf einen Tagesarbeitsplatz bei gesundheitlicher Gefährdung sowie bei Betreuung von Kindern unter zwölf Jahren und schwerpflegebedürftigen Angehörigen im Rahmen der betrieblichen Möglichkeiten. Der Anwendungsbereich dieser Regelungen ist gegeben, wenn mehr als zwei Stunden in die Zeit von 23:00 Uhr bis 6:00 Uhr fallen.

Der Sonntag dient weiterhin der Ruhe und Erholung der Arbeitnehmer. Das Verbot der Beschäftigung von Arbeitnehmern an Sonn- und Feiertagen in Gewerbebetrieben gilt grundsätzlich für alle Beschäftigungsbereiche. Ausnahmen vom Beschäftigungsverbot sind der technischen und sozialen Entwicklung angepasst und in 16 Ausnahmetatbeständen zusammengefasst. Die Mehrzahl dieser Ausnahmen betreffen den Bereich der Daseinsvorsorge sowie den Dienstleistungsbereich. Industrielle Sonn- und Feiertagsarbeit ist nur erlaubt, wenn technische Erfordernisse eine ununterbrochene Produktion erfordern. Alle kraft Gesetzes geltenden Ausnahmen stehen unter dem Vorbehalt, dass die Arbeiten nicht an Werktagen vorgenommen werden können. Die Betriebe müssen also prüfen, ob bestimmte Arbeiten nicht auf die Werktage von Montag bis Samstag verlagert werden können. Nur unter diesen restriktiven Voraussetzungen darf ausnahmsweise sonntags gearbeitet werden. Für den Schutz der von Sonn- und Feiertagsarbeit betroffenen Arbeitnehmer gilt:
- Mindestens 15 Sonntage im Jahr müssen beschäftigungsfrei bleiben.
- Die Arbeitszeit an Sonn- und Feiertagen darf grundsätzlich acht Stunden nicht überschreiten. Sie kann auf zehn Stunden verlängert werden, wenn diese Verlängerung innerhalb von sechs Monaten ausgeglichen wird.
- Für jeden Sonn- und Feiertag, an dem ein Arbeitnehmer arbeiten muss, erhält er zwingend einen Ersatzruhetag.

- Sowohl die Sonn- und Feiertagsruhe als auch der Ersatzruhetag sind in unmittelbarem Zusammenhang mit einer Tagesruhezeit von elf Stunden zu gewähren. Damit wird grundsätzlich eine wöchentliche Ruhezeit von 35 Stunden für die Arbeitnehmer sichergestellt.

Zur Sicherung der Beschäftigung haben die zuständigen Aufsichtsbehörden der Länder Sonn- und Feiertagsarbeit ausnahmsweise zu genehmigen, wenn bei einer weitgehenden Ausnutzung der gesetzlich zulässigen wöchentlichen Betriebszeiten und bei längeren Betriebszeiten im Ausland die Konkurrenzfähigkeit unzumutbar beeinträchtigt ist und durch die Genehmigung von Sonn- und Feiertagsarbeit die Beschäftigung gesichert werden kann.

Vor Erteilung einer Ausnahmegenehmigung hat die Aufsichtsbehörde festzustellen:
- Das antragstellende Unternehmen schöpft die gesetzlich zulässigen wöchentlichen Betriebszeiten von 144 Stunden weitgehend aus.
- Es muss also bereits mehrschichtig von Montag bis Samstag gearbeitet werden.
- Ausländische Konkurrenten des Unternehmens müssen mehr als 144 Stunden in der Woche produzieren. Sie müssen also Sonntags ihre Maschinen laufen lassen.
- Die Konkurrenzfähigkeit des deutschen Betriebes muss unter Berücksichtigung der verfassungsgemäß garantierten Sonn- und Feiertagsruhe unzumutbar beeinträchtigt sein.
- Ohne die Genehmigung von Sonn- und Feiertagsarbeit müssen Arbeitsplätze verlorengehen.

3. Jugendarbeitsschutzgesetz

Das Jugendarbeitsschutzgesetz gilt für die Beschäftigung von Personen, die noch nicht 18 Jahre alt sind. Es dient der Verhinderung von Kinderarbeit und dem Schutz der Jugendlichen vor übermäßiger Beanspruchung, aber auch der Förderung der beruflichen Bildung und der geistigen Entwicklung der Jugendlichen. Das Gesetz erfasst jede entgeltliche oder unentgeltliche Beschäftigung von Kindern und Jugendlichen, gleich ob sie aufgrund eines Arbeits- oder Ausbildungsverhältnisses, eines ähnlichen Rechtsverhältnisses oder ohne Rechtsgrund arbeiten. Für Kinder unter 15 Jahren gilt zudem auch die Kinderarbeitsschutzverordnung.

Für die Beschäftigung von Jugendlichen gilt Folgendes:
- Jugendliche dürfen höchstens acht Stunden täglich und 40 Stunden wöchentlich arbeiten. Es gelten allerdings folgende Ausnahmen: Wird an einzelnen Werktagen weniger als acht Stunden gearbeitet, darf an den restlichen Werktagen dieser Woche bis zu 8,5 Stunden gearbeitet werden. Eine weitere Ausnahme ist die Arbeitszeit nach Brückentagen. Die verlorene Arbeitszeit darf dann innerhalb von fünf Wochen ausgeglichen werden, aber nur mit 8,5 Stunden Arbeitszeit täglich.
- Jugendliche arbeiten fünf Tage in der Woche. Samstag und Sonntag sind arbeitsfrei. Im Einzelhandel und im Gaststättengewerbe sind Ausnahmen möglich.
- Frühester Arbeitsbeginn für Jugendliche ist 6:00 Uhr und spätestes Arbeitsende 20:00 Uhr. Ausnahmen gelten im Bäckerhandwerk, Gaststättengewerbe, in der Landwirtschaft und in Schichtbetrieben.
- Die arbeitsfreie Zeit zwischen Feierabend und Arbeitsbeginn muss mindestens zwölf Stunden betragen.
- Die Pausenzeiten betragen bei einer Arbeitszeit von 4,5 Stunden 30 Minuten und ab sechs Stunden 60 Minuten. Keine Pause darf kürzer als 15 Minuten sein und die erste Pause muss nach spätestens 4,5 Stunden erfolgen.
- Die Summe der Arbeitszeit und Pausen (Schichtzeit) darf nicht länger als zehn Stunden betragen. Im Bergbau unter Tage sind es nur acht Stunden. Elf Stunden darf dagegen

in der Landwirtschaft, bei der Tierhaltung und auf Bau- und Montagestellen gearbeitet werden.
- Jugendliche haben folgenden Anspruch auf Jahresurlaub:
  15-Jährige: 30 Tage;
  16-Jährige: 27 Tage;
  17-Jährige: 25 Tage.
  Jugendliche, die im Bergbau unter Tage beschäftigt sind, bekommen jeweils drei Tage zusätzlichen Urlaub.
- Bei einem Berufsschultag wöchentlich mit mehr als fünf Stunden sind die Jugendlichen am jeweiligen Tag für die betriebliche Beschäftigung freizustellen. Die Anrechnung der Berufsschulzeit erfolgt, falls keine anderslautende Regelung vorliegt, auf die gesetzliche Höchstarbeitszeit von 40 Stunden.

Für Jugendliche sind tempoabhängige Tätigkeiten verboten. Das gilt auch für die Beschäftigung Jugendlicher in Akkordgruppen von Erwachsenen. Ausnahmen bestehen, wenn die Tätigkeit für die Ausbildung unabdingbar erscheint. Weiterhin untersagt sind gefährliche Tätigkeiten, wie z. B. leistungsübersteigende Arbeiten und Tätigkeiten, die mit Unfallgefahren einhergehen. Hitze, Kälte, Nässe, Lärm und gefährlichen Strahlen dürfen Jugendliche nach dem Gesetz nicht ausgesetzt werden. Ausnahmen sind auch hier vorhanden.

Der besseren Umsetzung des Gesetzes in die Praxis dient die Einrichtung von Ausschüssen für Jugendarbeitsschutz bei den Aufsichtsbehörden. Bevor Jugendliche in das Berufsleben eintreten, müssen sie sich von einem Arzt untersuchen lassen. Arbeitgeber sind verpflichtet, ein Gesundheitszeugnis der Jugendlichen zu verlangen, da sie erst dann eingestellt werden dürfen. Mit der ärztlichen Betreuung soll überwacht werden, welchen Tätigkeiten die Jugendlichen entwicklungsbedingt schon gewachsen bzw. nicht gewachsen sind. Die Untersuchung muss nach einem Jahr wiederholt werden, um festzustellen, ob die Tätigkeiten des Berufs die Jugendlichen in der Entwicklung beeinträchtigt haben. Dieses zweite Gesundheitszeugnis ist dem Arbeitsgeber ebenfalls vorzulegen. Dies muss spätestens 14 Monate nach Ausbildungsbeginn erfolgen, da das Beschäftigungsverhältnis sonst gekündigt werden muss. Die Durchführung der Untersuchungen ist in der Jugendarbeitsschutzuntersuchungsverordnung (JArbSchUV) geregelt.

Die Kinderarbeitsschutzverordnung (KindArbSchU) listet die Beschäftigungen auf, die von Kindern über 13 Jahren ausgeübt werden dürfen. Generell gilt für diese Altersgruppe ein Beschäftigungsverbot.

4. Mutterschutzgesetz

Das Mutterschutzgesetz gilt für alle Betriebe, die Frauen (auch in Heimarbeit) beschäftigen, ebenso für im Haushalt mit hauswirtschaftlichen Arbeiten beschäftigte Frauen. Das Mutterschutzgesetz enthält Beschäftigungsverbote und Beschäftigungseinschränkungen für schwangere Arbeitnehmerinnen, Wöchnerinnen und stillende Mütter und trifft Regelungen über das Mutterschaftsgeld. Es legt ferner dem Arbeitgeber gewisse weitere Pflichten auf, z. B. in Bezug auf Kündigungsschutz, Lohn, Mitteilungen an die Arbeitsschutzbehörde/das Gewerbeaufsichtsamt.

Eine Konkretisierung der individuellen Beschäftigungsverbote enthält die Verordnung zum Schutze der Mütter am Arbeitsplatz.

Das Mutterschutzgesetz schützt die schwangere Frau und die Mutter grundsätzlich vor Kündigung und in den meisten Fällen auch vor vorübergehender Minderung des Einkommens. Es schützt darüber hinaus die Gesundheit der (werdenden) Mutter und des Kindes vor Gefahren am Arbeitsplatz.

Die Mutterschutzfrist beginnt grundsätzlich sechs Wochen vor dem berechneten Geburtstermin und endet regulär acht Wochen, bei medizinischen Frühgeburten und Mehrlingsgeburten zwölf Wochen nach der Entbindung. Bei medizinischen Frühgeburten, also in der Regel bei einem Geburtsgewicht von unter 2500 Gramm, und bei sonstigen vorzeitigen Entbindungen verlängert sich die Mutterschutzfrist nach der Geburt um die Tage, die vor der Entbindung nicht in Anspruch genommen werden konnten. Somit haben alle Arbeitnehmerinnen einen Anspruch auf eine Mutterschutzfrist von insgesamt 14 Wochen.

Weitere wichtige Bestimmungen des Mutterschutzgesetzes sind, dass im Falle eines Beschäftigungsverbotes die werdende Mutter ihren bisherigen Durchschnittsverdienst (Mutterschutzlohn) behält. Während der Mutterschutzfristen vor und nach der Geburt und für den Entbindungstag sind die Frauen finanziell abgesichert, indem sie Mutterschaftsgeld von der Krankenkasse und einen Arbeitgeberzuschuss erhalten. Ein Kostenausgleich findet gemäß dem Aufwendungsausgleichsgesetz statt.

Die Aushang- bzw. Auslegepflicht des Mutterschutzgesetzes besteht für alle Betriebe, in denen regelmäßig mehr als drei Frauen beschäftigt werden. Für Beamtinnen gilt das Mutterschutzgesetz nicht (der Mutterschutz für Beamtinnen ist durch besondere Verordnung geregelt), wohl aber für alle Arbeiterinnen und weiblichen Angestellten im öffentlichen Dienst.

Das Bundeselterngeld- und Elternzeitgesetz (BEEG) regelt den Anspruch auf Elterngeld und die Gestaltungsmöglichkeiten von Eltern bei der Betreuung ihrer Kinder nach der Mutterschutzzeit.

Arbeitnehmerinnen und Arbeitnehmer, die ihr Kinde selbst betreuen und erziehen, haben bis zur Vollendung des dritten Lebensjahres des Kindes einen Rechtsanspruch auf Elternzeit. Mit Zustimmung der Arbeitgeberseite können sie bis zu zwölf Monate der Elternzeit auf die Zeit zwischen dem dritten und dem achten Geburtstag des Kindes übertragen. Die Elternzeit kann zwischen beiden Elternteilen aufgeteilt werden. Seit September 2012 sind zwei arbeitsrechtlich relevante Änderungen im Bundeselterngeld- und Elternzeitgesetz (BEEG) in Kraft getreten: § 15 Abs. 4 BEEG schrieb bisher vor, dass Arbeitnehmer und Arbeitnehmerinnen während der Elternzeit max. 30 Stunden pro Woche arbeiten dürfen. Das ist flexibilisiert worden: Nun dürfen Arbeitnehmer oder Arbeitnehmerin während der Elternzeit nicht mehr als 30 Wochenstunden *im Durchschnitt des Monats* erwerbstätig sein. Diese Änderung wird für Saisonbetriebe oder z.B. im Weihnachtsgeschäft zu Erleichterungen führen.

Eine weitere Änderung gibt es in § 16 Abs. 3 Satz 3 BEEG: Jetzt kann die Elternzeit zur Inanspruchnahme der Schutzfristen des § 3 Absatz 2 und des § 6 Absatz 1 des Mutterschutzgesetzes (Schutzfristen 6 Wochen vor bzw. 8 Wochen nach der Geburt) auch ohne Zustimmung des Arbeitgebers vorzeitig beendet werden.

Während der Elternzeit besteht Kündigungsschutz. Er beginnt mit der Anmeldung der Elternzeit, frühestens jedoch acht Wochen vor deren Beginn. In besonderen Fällen kann ausnahmsweise durch die Aufsichtsbehörde eine Kündigung für zulässig erklärt werden.

Die Anmeldefrist für die Elternzeit beträgt sieben Wochen. Bei dringenden Gründen ist ausnahmsweise auch eine angemessene kürzere Frist möglich. Erwerbstätige Eltern können frei entscheiden, wer von ihnen Elternzeit nimmt.

Nach Ablauf der Elternzeit haben die Eltern einen Anspruch, auf ihren oder einen gleichwertigen Arbeitsplatz zurückzukehren. Eine Schlechterstellung ist nicht zulässig. Wurde die Arbeitszeit während der Elternzeit reduziert, gilt nach deren Ende wieder die frühere Arbeitszeit.

Das Bundeselterngeld- und Elternzeitgesetz muss nicht ausgehängt werden. Da es aber in einem unmittelbaren Zusammenhang mit dem vorhergehenden Mutterschutz steht, ist es in die vorliegende Sammlung mit aufgenommen worden.

Allgemeines Gleichbehandlungsgesetz (AGG)[1]

Vom 14. August 2006 (BGBl. I S. 1897), zuletzt geändert durch
Art. 15 Abs. 66 des G vom 5. Februar 2009 (BGBl. I S. 160)

ABSCHNITT 1
Allgemeiner Teil

§ 1
Ziel des Gesetzes

Ziel des Gesetzes ist, Benachteiligungen aus Gründen der Rasse oder wegen der ethnischen Herkunft, des Geschlechts, der Religion oder Weltanschauung, einer Behinderung, des Alters oder der sexuellen Identität zu verhindern oder zu beseitigen.

§ 2
Anwendungsbereich

(1) Benachteiligungen aus einem in § 1 genannten Grund sind nach Maßgabe dieses Gesetzes unzulässig in Bezug auf:

1. die Bedingungen, einschließlich Auswahlkriterien und Einstellungsbedingungen, für den Zugang zu unselbstständiger und selbstständiger Erwerbstätigkeit, unabhängig von Tätigkeitsfeld und beruflicher Position, sowie für den beruflichen Aufstieg,

2. die Beschäftigungs- und Arbeitsbedingungen einschließlich Arbeitsentgelt und Entlassungsbedingungen, insbesondere in individual- und kollektivrechtlichen Vereinbarungen und Maßnahmen bei der Durchführung und Beendigung eines Beschäftigungsverhältnisses sowie beim beruflichen Aufstieg,

3. den Zugang zu allen Formen und allen Ebenen der Berufsberatung, der Berufsbildung einschließlich der Berufsausbildung, der beruflichen Weiterbildung und der Umschulung sowie der praktischen Berufserfahrung,

4. die Mitgliedschaft und Mitwirkung in einer Beschäftigten- oder Arbeitgebervereinigung oder einer Vereinigung, deren Mitglieder einer bestimmten Berufsgruppe angehören, einschließlich der Inanspruchnahme der Leistungen solcher Vereinigungen,

5. den Sozialschutz, einschließlich der sozialen Sicherheit und der Gesundheitsdienste,

6. die sozialen Vergünstigungen,

7. die Bildung,

8. den Zugang zu und die Versorgung mit Gütern und Dienstleistungen, die der Öffentlichkeit zur Verfügung stehen, einschließlich von Wohnraum.

(2) Für Leistungen nach dem Sozialgesetzbuch gelten § 33c des Ersten Buches Sozialgesetzbuch und § 19a des Vierten Buches Sozialgesetzbuch. Für die betriebliche Altersvorsorge gilt das Betriebsrentengesetz.

(3) Die Geltung sonstiger Benachteiligungsverbote oder Gebote der Gleichbehandlung wird durch dieses Gesetz nicht

---

1) Verkündet als Art. 1 des Gesetzes zur Umsetzung europäischer Richtlinien zur Verwirklichung des Grundsatzes der Gleichbehandlung vom 14. August 2006 (BGBl. I S. 1897), welches zur Umsetzung der Richtlinien:
- 2000/43/EG des Rates vom 29. Juni 2000 zur Anwendung des Gleichbehandlungsgrundsatzes ohne Unterschied der Rasse oder der ethnischen Herkunft (ABl. EG Nr. L 180 S. 22),
- 2000/78/EG des Rates vom 27. November 2000 zur Festlegung eines allgemeinen Rahmens für die Verwirklichung der Gleichbehandlung in Beschäftigung und Beruf (ABl. EG Nr. L 303 S. 16),
- 2002/73/EG des Europäischen Parlaments und des Rates vom 23. September 2002 zur Änderung der Richtlinie 76/207/EWG des Rates zur Verwirklichung des Grundsatzes der Gleichbehandlung von Männern und Frauen hinsichtlich des Zugangs zur Beschäftigung, zur Berufsbildung und zum beruflichen Aufstieg sowie in Bezug auf die Arbeitsbedingungen (ABl. EG Nr. L 269 S. 15) und
- 2004/113/EG des Rates vom 13. Dezember 2004 zur Verwirklichung des Grundsatzes der Gleichbehandlung von Männern und Frauen beim Zugang zu und bei der Versorgung mit Gütern und Dienstleistungen (ABl. EU Nr. L 373 S. 37)
dient.

berührt. Dies gilt auch für öffentlich-rechtliche Vorschriften, die dem Schutz bestimmter Personengruppen dienen.

(4) Für Kündigungen gelten ausschließlich die Bestimmungen zum allgemeinen und besonderen Kündigungsschutz.

§ 3
Begriffsbestimmungen

(1) Eine unmittelbare Benachteiligung liegt vor, wenn eine Person wegen eines in § 1 genannten Grundes eine weniger günstige Behandlung erfährt, als eine andere Person in einer vergleichbaren Situation erfährt, erfahren hat oder erfahren würde. Eine unmittelbare Benachteiligung wegen des Geschlechts liegt in Bezug auf § 2 Abs. 1 Nr. 1 bis 4 auch im Falle einer ungünstigeren Behandlung einer Frau wegen Schwangerschaft oder Mutterschaft vor.

(2) Eine mittelbare Benachteiligung liegt vor, wenn dem Anschein nach neutrale Vorschriften, Kriterien oder Verfahren Personen wegen eines in § 1 genannten Grundes gegenüber anderen Personen in besonderer Weise benachteiligen können, es sei denn, die betreffenden Vorschriften, Kriterien oder Verfahren sind durch ein rechtmäßiges Ziel sachlich gerechtfertigt und die Mittel sind zur Erreichung dieses Ziels angemessen und erforderlich.

(3) Eine Belästigung ist eine Benachteiligung, wenn unerwünschte Verhaltensweisen, die mit einem in § 1 genannten Grund in Zusammenhang stehen, bezwecken oder bewirken, dass die Würde der betreffenden Person verletzt und ein von Einschüchterungen, Anfeindungen, Erniedrigungen, Entwürdigungen oder Beleidigungen gekennzeichnetes Umfeld geschaffen wird.

(4) Eine sexuelle Belästigung ist eine Benachteiligung in Bezug auf § 2 Abs. 1 Nr. 1 bis 4, wenn ein unerwünschtes, sexuell bestimmtes Verhalten, wozu auch unerwünschte sexuelle Handlungen und Aufforderungen zu diesen, sexuell bestimmte körperliche Berührungen, Bemerkungen sexuellen Inhalts sowie unerwünschtes Zeigen und sichtbares Anbrin-

gen von pornografischen Darstellungen gehören, bezweckt oder bewirkt, dass die Würde der betreffenden Person verletzt wird, insbesondere wenn ein von Einschüchterungen, Anfeindungen, Erniedrigungen, Entwürdigungen oder Beleidigungen gekennzeichnetes Umfeld geschaffen wird.

(5) Die Anweisung zur Benachteiligung einer Person aus einem in § 1 genannten Grund gilt als Benachteiligung. Eine solche Anweisung liegt in Bezug auf § 2 Abs. 1 Nr. 1 bis 4 insbesondere vor, wenn jemand eine Person zu einem Verhalten bestimmt, das einen Beschäftigten oder eine Beschäftigte wegen eines in § 1 genannten Grundes benachteiligt oder benachteiligen kann.

§ 4
Unterschiedliche Behandlung wegen mehrerer Gründe

Erfolgt eine unterschiedliche Behandlung wegen mehrerer der in § 1 genannten Gründe, so kann diese unterschiedliche Behandlung nach den §§ 8 bis 10 und 20 nur gerechtfertigt werden, wenn sich die Rechtfertigung auf alle diese Gründe erstreckt, derentwegen die unterschiedliche Behandlung erfolgt.

§ 5
Positive Maßnahmen

Ungeachtet der in den §§ 8 bis 10 sowie in § 20 benannten Gründe ist eine unterschiedliche Behandlung auch zulässig, wenn durch geeignete und angemessene Maßnahmen bestehende Nachteile wegen eines in § 1 genannten Grundes verhindert oder ausgeglichen werden sollen.

ABSCHNITT 2
Schutz der Beschäftigten vor Benachteiligung

UNTERABSCHNITT 1
Verbot der Benachteiligung

§ 6
Persönlicher Anwendungsbereich

(1) Beschäftigte im Sinne dieses Gesetzes sind

1. Arbeitnehmerinnen und Arbeitnehmer,
2. die zu ihrer Berufsbildung Beschäftigten,
3. Personen, die wegen ihrer wirtschaftlichen Unselbstständigkeit als arbeitnehmerähnliche Personen anzusehen sind; zu diesen gehören auch die in Heimarbeit Beschäftigten und die ihnen Gleichgestellten.

Als Beschäftigte gelten auch die Bewerberinnen und Bewerber für ein Beschäftigungsverhältnis sowie die Personen, deren Beschäftigungsverhältnis beendet ist.

(2) Arbeitgeber (Arbeitgeber und Arbeitgeberinnen) im Sinne dieses Abschnitts sind natürliche und juristische Personen sowie rechtsfähige Personengesellschaften, die Personen nach Absatz 1 beschäftigen. Werden Beschäftigte einem Dritten zur Arbeitsleistung überlassen, so gilt auch dieser als Arbeitgeber im Sinne dieses Abschnitts. Für die in Heimarbeit Beschäftigten und die ihnen Gleichgestellten tritt an die Stelle des Arbeitgebers der Auftraggeber oder Zwischenmeister.

(3) Soweit es die Bedingungen für den Zugang zur Erwerbstätigkeit sowie den beruflichen Aufstieg betrifft, gelten die Vorschriften dieses Abschnitts für Selbstständige und Organmitglieder, insbesondere Geschäftsführer oder Geschäftsführerinnen und Vorstände, entsprechend.

§ 7
Benachteiligungsverbot

(1) Beschäftigte dürfen nicht wegen eines in § 1 genannten Grundes benachteiligt werden; dies gilt auch, wenn die Person, die die Benachteiligung begeht, das Vorliegen eines in § 1 genannten Grundes bei der Benachteiligung nur annimmt.

(2) Bestimmungen in Vereinbarungen, die gegen das Benachteiligungsverbot des Absatzes 1 verstoßen, sind unwirksam.

(3) Eine Benachteiligung nach Absatz 1 durch Arbeitgeber oder Beschäftigte ist eine Verletzung vertraglicher Pflichten.

§ 8
Zulässige unterschiedliche Behandlung wegen beruflicher Anforderungen

(1) Eine unterschiedliche Behandlung wegen eines in § 1 genannten Grundes ist zulässig, wenn dieser Grund wegen der Art der auszuübenden Tätigkeit oder der Bedingungen ihrer Ausübung eine wesentliche und entscheidende berufliche Anforderung darstellt, sofern der Zweck rechtmäßig und die Anforderung angemessen ist.

(2) Die Vereinbarung einer geringeren Vergütung für gleiche oder gleichwertige Arbeit wegen eines in § 1 genannten Grundes wird nicht dadurch gerechtfertigt, dass wegen eines in § 1 genannten Grundes besondere Schutzvorschriften gelten.

§ 9
Zulässige unterschiedliche Behandlung wegen der Religion oder Weltanschauung

(1) Ungeachtet des § 8 ist eine unterschiedliche Behandlung wegen der Religion oder der Weltanschauung bei der Beschäftigung durch Religionsgemeinschaften, die ihnen zugeordneten Einrichtungen ohne Rücksicht auf ihre Rechtsform oder durch Vereinigungen, die sich die gemeinschaftliche Pflege einer Religion oder Weltanschauung zur Aufgabe machen, auch zulässig, wenn eine bestimmte Religion oder Weltanschauung unter Beachtung des Selbstverständnisses der jeweiligen Religionsgemeinschaft oder Vereinigung im Hinblick auf ihr Selbstbestimmungsrecht oder nach der Art der Tätigkeit eine gerechtfertigte berufliche Anforderung darstellt.

(2) Das Verbot unterschiedlicher Behandlung wegen der Religion oder der Weltanschauung berührt nicht das Recht der in Absatz 1 genannten Religionsgemeinschaften, der ihnen zugeordneten Einrichtungen ohne Rücksicht auf ihre Rechtsform oder der Vereinigungen, die sich die gemeinschaftliche Pflege einer Religion oder Weltanschauung zur Aufgabe machen, von ihren Beschäftigten ein loyales

und aufrichtiges Verhalten im Sinne ihres jeweiligen Selbstverständnisses verlangen zu können.

§ 10
Zulässige unterschiedliche Behandlung wegen des Alters

Ungeachtet des § 8 ist eine unterschiedliche Behandlung wegen des Alters auch zulässig, wenn sie objektiv und angemessen und durch ein legitimes Ziel gerechtfertigt ist. Die Mittel zur Erreichung dieses Ziels müssen angemessen und erforderlich sein. Derartige unterschiedliche Behandlungen können insbesondere Folgendes einschließen:

1. die Festlegung besonderer Bedingungen für den Zugang zur Beschäftigung und zur beruflichen Bildung sowie besonderer Beschäftigungs- und Arbeitsbedingungen, einschließlich der Bedingungen für Entlohnung und Beendigung des Beschäftigungsverhältnisses, um die berufliche Eingliederung von Jugendlichen, älteren Beschäftigten und Personen mit Fürsorgepflichten zu fördern oder ihren Schutz sicherzustellen,

2. die Festlegung von Mindestanforderungen an das Alter, die Berufserfahrung oder das Dienstalter für den Zugang zur Beschäftigung oder für bestimmte mit der Beschäftigung verbundene Vorteile,

3. die Festsetzung eines Höchstalters für die Einstellung aufgrund der spezifischen Ausbildungsanforderungen eines bestimmten Arbeitsplatzes oder aufgrund der Notwendigkeit einer angemessenen Beschäftigungszeit vor dem Eintritt in den Ruhestand,

4. die Festsetzung von Altersgrenzen bei den betrieblichen Systemen der sozialen Sicherheit als Voraussetzung für die Mitgliedschaft oder den Bezug von Altersrente oder von Leistungen bei Invalidität einschließlich der Festsetzung unterschiedlicher Altersgrenzen im Rahmen dieser Systeme für bestimmte Beschäftigte oder Gruppen von Beschäftigten und die Verwendung von Alterskriterien im Rahmen dieser Systeme für versicherungsmathematische Berechnungen,

5. eine Vereinbarung, die die Beendigung des Beschäftigungsverhältnisses ohne Kündigung zu einem Zeitpunkt vorsieht, zu dem der oder die Beschäftigte eine Rente wegen Alters beantragen kann; § 41 des Sechsten Buches Sozialgesetzbuch bleibt unberührt,

6. Differenzierungen von Leistungen in Sozialplänen im Sinne des Betriebsverfassungsgesetzes, wenn die Parteien eine nach Alter oder Betriebszugehörigkeit gestaffelte Abfindungsregelung geschaffen haben, in der die wesentlich vom Alter abhängenden Chancen auf dem Arbeitsmarkt durch eine verhältnismäßig starke Betonung des Lebensalters erkennbar berücksichtigt worden sind, oder Beschäftigte von den Leistungen des Sozialplans ausgeschlossen haben, die wirtschaftlich abgesichert sind, weil sie, gegebenenfalls nach Bezug von Arbeitslosengeld, rentenberechtigt sind.

UNTERABSCHNITT 2
Organisationspflichten des Arbeitgebers

§ 11
Ausschreibung

Ein Arbeitsplatz darf nicht unter Verstoß gegen § 7 Abs. 1 ausgeschrieben werden.

§ 12
Maßnahmen und Pflichten des Arbeitgebers

(1) Der Arbeitgeber ist verpflichtet, die erforderlichen Maßnahmen zum Schutz vor Benachteiligungen wegen eines in § 1 genannten Grundes zu treffen. Dieser Schutz umfasst auch vorbeugende Maßnahmen.

(2) Der Arbeitgeber soll in geeigneter Art und Weise, insbesondere im Rahmen der beruflichen Aus- und Fortbildung, auf die Unzulässigkeit solcher Benachteiligungen hinweisen und darauf hinwirken, dass diese unterbleiben. Hat der Arbeitgeber seine

Beschäftigten in geeigneter Weise zum Zwecke der Verhinderung von Benachteiligung geschult, gilt dies als Erfüllung seiner Pflichten nach Absatz 1.

(3) Verstoßen Beschäftigte gegen das Benachteiligungsverbot des § 7 Abs. 1, so hat der Arbeitgeber die im Einzelfall geeigneten, erforderlichen und angemessenen Maßnahmen zur Unterbindung der Benachteiligung wie Abmahnung, Umsetzung, Versetzung oder Kündigung zu ergreifen.

(4) Werden Beschäftigte bei der Ausübung ihrer Tätigkeit durch Dritte nach § 7 Abs. 1 benachteiligt, so hat der Arbeitgeber die im Einzelfall geeigneten, erforderlichen und angemessenen Maßnahmen zum Schutz der Beschäftigten zu ergreifen.

(5) Dieses Gesetz und § 61b des Arbeitsgerichtsgesetzes sowie Informationen über die für die Behandlung von Beschwerden nach § 13 zuständigen Stellen sind im Betrieb oder in der Dienststelle bekannt zu machen. Die Bekanntmachung kann durch Aushang oder Auslegung an geeigneter Stelle oder den Einsatz der im Betrieb oder der Dienststelle üblichen Informations- und Kommunikationstechnik erfolgen.

UNTERABSCHNITT 3
Rechte der Beschäftigten

§ 13
Beschwerderecht

(1) Die Beschäftigten haben das Recht, sich bei den zuständigen Stellen des Betriebs, des Unternehmens oder der Dienststelle zu beschweren, wenn sie sich im Zusammenhang mit ihrem Beschäftigungsverhältnis vom Arbeitgeber, von Vorgesetzten, anderen Beschäftigten oder Dritten wegen eines in § 1 genannten Grundes benachteiligt fühlen. Die Beschwerde ist zu prüfen und das Ergebnis der oder dem Beschwerde führenden Beschäftigten mitzuteilen.

(2) Die Rechte der Arbeitnehmervertretungen bleiben unberührt.

§ 14
Leistungsverweigerungsrecht

Ergreift der Arbeitgeber keine oder offensichtlich ungeeignete Maßnahmen zur Unterbindung einer Belästigung oder sexuellen Belästigung am Arbeitsplatz, sind die betroffenen Beschäftigten berechtigt, ihre Tätigkeit ohne Verlust des Arbeitsentgelts einzustellen, soweit dies zu ihrem Schutz erforderlich ist. § 273 des Bürgerlichen Gesetzbuchs bleibt unberührt.

§ 15
Entschädigung und Schadensersatz

(1) Bei einem Verstoß gegen das Benachteiligungsverbot ist der Arbeitgeber verpflichtet, den hierdurch entstandenen Schaden zu ersetzen. Dies gilt nicht, wenn der Arbeitgeber die Pflichtverletzung nicht zu vertreten hat.

(2) Wegen eines Schadens, der nicht Vermögensschaden ist, kann der oder die Beschäftigte eine angemessene Entschädigung in Geld verlangen. Die Entschädigung darf bei einer Nichteinstellung drei Monatsgehälter nicht übersteigen, wenn der oder die Beschäftigte auch bei benachteiligungsfreier Auswahl nicht eingestellt worden wäre.

(3) Der Arbeitgeber ist bei der Anwendung kollektivrechtlicher Vereinbarungen nur dann zur Entschädigung verpflichtet, wenn er vorsätzlich oder grob fahrlässig handelt.

(4) Ein Anspruch nach Absatz 1 oder 2 muss innerhalb einer Frist von zwei Monaten schriftlich geltend gemacht werden, es sei denn, die Tarifvertragsparteien haben etwas anderes vereinbart. Die Frist beginnt im Falle einer Bewerbung oder eines beruflichen Aufstiegs mit dem Zugang der Ablehnung und in den sonstigen Fällen einer Benachteiligung zu dem Zeitpunkt, in dem der oder die Beschäftigte von der Benachteiligung Kenntnis erlangt.

(5) Im Übrigen bleiben Ansprüche gegen den Arbeitgeber, die sich aus anderen Rechtsvorschriften ergeben, unberührt.

(6) Ein Verstoß des Arbeitgebers gegen das Benachteiligungsverbot des § 7 Abs. 1 begründet keinen Anspruch auf Begründung

eines Beschäftigungsverhältnisses, Berufsausbildungsverhältnisses oder einen beruflichen Aufstieg, es sei denn, ein solcher ergibt sich aus einem anderen Rechtsgrund.

§ 16
Maßregelungsverbot

(1) Der Arbeitgeber darf Beschäftigte nicht wegen der Inanspruchnahme von Rechten nach diesem Abschnitt oder wegen der Weigerung, eine gegen diesen Abschnitt verstoßende Anweisung auszuführen, benachteiligen. Gleiches gilt für Personen, die den Beschäftigten hierbei unterstützen oder als Zeuginnen oder Zeugen aussagen.

(2) Die Zurückweisung oder Duldung benachteiligender Verhaltensweisen durch betroffene Beschäftigte darf nicht als Grundlage für eine Entscheidung herangezogen werden, die diese Beschäftigten berührt. Absatz 1 Satz 2 gilt entsprechend.

(3) § 22 gilt entsprechend.

UNTERABSCHNITT 4
Ergänzende Vorschriften

§ 17
Soziale Verantwortung der Beteiligten

(1) Tarifvertragsparteien, Arbeitgeber, Beschäftigte und deren Vertretungen sind aufgefordert, im Rahmen ihrer Aufgaben und Handlungsmöglichkeiten an der Verwirklichung des in § 1 genannten Ziels mitzuwirken.

(2) In Betrieben, in denen die Voraussetzungen des § 1 Abs. 1 Satz 1 des Betriebsverfassungsgesetzes vorliegen, können bei einem groben Verstoß des Arbeitgebers gegen Vorschriften aus diesem Abschnitt der Betriebsrat oder eine im Betrieb vertretene Gewerkschaft unter der Voraussetzung des § 23 Abs. 3 Satz 1 des Betriebsverfassungsgesetzes die dort genannten Rechte gerichtlich geltend machen; § 23 Abs. 3 Satz 2 bis 5 des Betriebsverfassungsgesetzes gilt entsprechend. Mit dem Antrag dürfen nicht Ansprüche des Benachteiligten geltend gemacht werden.

§ 18
Mitgliedschaft in Vereinigungen

(1) Die Vorschriften dieses Abschnitts gelten entsprechend für die Mitgliedschaft oder die Mitwirkung in einer
1. Tarifvertragspartei,
2. Vereinigung, deren Mitglieder einer bestimmten Berufsgruppe angehören oder die eine überragende Machtstellung im wirtschaftlichen oder sozialen Bereich innehat, wenn ein grundlegendes Interesse am Erwerb der Mitgliedschaft besteht,

sowie deren jeweiligen Zusammenschlüssen.

(2) Wenn die Ablehnung einen Verstoß gegen das Benachteiligungsverbot des § 7 Abs. 1 darstellt, besteht ein Anspruch auf Mitgliedschaft oder Mitwirkung in den in Absatz 1 genannten Vereinigungen.

ABSCHNITT 3
Schutz vor Benachteiligung im Zivilrechtsverkehr

§ 19
Zivilrechtliches Benachteiligungsverbot

(1) Eine Benachteiligung aus Gründen der Rasse oder wegen der ethnischen Herkunft, wegen des Geschlechts, der Religion, einer Behinderung, des Alters oder der sexuellen Identität bei der Begründung, Durchführung und Beendigung zivilrechtlicher Schuldverhältnisse, die
1. typischerweise ohne Ansehen der Person zu vergleichbaren Bedingungen in einer Vielzahl von Fällen zustande kommen (Massengeschäfte) oder bei denen das Ansehen der Person nach der Art des Schuldverhältnisses eine nachrangige Bedeutung hat und die zu vergleichbaren Bedingungen in einer Vielzahl von Fällen zustande kommen oder
2. eine privatrechtliche Versicherung zum Gegenstand haben,

ist unzulässig.

(2) Eine Benachteiligung aus Gründen der Rasse oder wegen der ethnischen Her-

kunft ist darüber hinaus auch bei der Begründung, Durchführung und Beendigung sonstiger zivilrechtlicher Schuldverhältnisse im Sinne des § 2 Abs. 1 Nr. 5 bis 8 unzulässig.

(3) Bei der Vermietung von Wohnraum ist eine unterschiedliche Behandlung im Hinblick auf die Schaffung und Erhaltung sozial stabiler Bewohnerstrukturen und ausgewogener Siedlungsstrukturen sowie ausgeglichener wirtschaftlicher, sozialer und kultureller Verhältnisse zulässig.

(4) Die Vorschriften dieses Abschnitts finden keine Anwendung auf familien- und erbrechtliche Schuldverhältnisse.

(5) Die Vorschriften dieses Abschnitts finden keine Anwendung auf zivilrechtliche Schuldverhältnisse, bei denen ein besonderes Nähe- oder Vertrauensverhältnis der Parteien oder ihrer Angehörigen begründet wird. Bei Mietverhältnissen kann dies insbesondere der Fall sein, wenn die Parteien oder ihre Angehörigen Wohnraum auf demselben Grundstück nutzen. Die Vermietung von Wohnraum zum nicht nur vorübergehenden Gebrauch ist in der Regel kein Geschäft im Sinne des Absatzes 1 Nr. 1, wenn der Vermieter insgesamt nicht mehr als 50 Wohnungen vermietet.

§ 20
Zulässige unterschiedliche Behandlung

(1) Eine Verletzung des Benachteiligungsverbots ist nicht gegeben, wenn für eine unterschiedliche Behandlung wegen der Religion, einer Behinderung, des Alters, der sexuellen Identität oder des Geschlechts ein sachlicher Grund vorliegt. Das kann insbesondere der Fall sein, wenn die unterschiedliche Behandlung

1. der Vermeidung von Gefahren, der Verhütung von Schäden oder anderen Zwecken vergleichbarer Art dient,
2. dem Bedürfnis nach Schutz der Intimsphäre oder der persönlichen Sicherheit Rechnung trägt,
3. besondere Vorteile gewährt und ein Interesse an der Durchsetzung der Gleichbehandlung fehlt,

4. an die Religion eines Menschen anknüpft und im Hinblick auf die Ausübung der Religionsfreiheit oder auf das Selbstbestimmungsrecht der Religionsgemeinschaften, der ihnen zugeordneten Einrichtungen ohne Rücksicht auf ihre Rechtsform sowie der Vereinigungen, die sich die gemeinschaftliche Pflege einer Religion zur Aufgabe machen, unter Beachtung des jeweiligen Selbstverständnisses gerechtfertigt ist.

(2) Eine unterschiedliche Behandlung wegen des Geschlechts ist im Falle des § 19 Abs. 1 Nr. 2 bei den Prämien oder Leistungen nur zulässig, wenn dessen Berücksichtigung bei einer auf relevanten und genauen versicherungsmathematischen und statistischen Daten beruhenden Risikobewertung ein bestimmender Faktor ist. Kosten im Zusammenhang mit Schwangerschaft und Mutterschaft dürfen auf keinen Fall zu unterschiedlichen Prämien oder Leistungen führen. Eine unterschiedliche Behandlung wegen der Religion, einer Behinderung, des Alters oder der sexuellen Identität ist im Falle des § 19 Abs. 1 Nr. 2 nur zulässig, wenn diese auf anerkannten Prinzipien risikoadäquater Kalkulation beruht, insbesondere auf einer versicherungsmathematisch ermittelten Risikobewertung unter Heranziehung statistischer Erhebungen.

§ 21
Ansprüche

(1) Der Benachteiligte kann bei einem Verstoß gegen das Benachteiligungsverbot unbeschadet weiterer Ansprüche die Beseitigung der Beeinträchtigung verlangen. Sind weitere Beeinträchtigungen zu besorgen, so kann er auf Unterlassung klagen.

(2) Bei einer Verletzung des Benachteiligungsverbots ist der Benachteiligende verpflichtet, den hierdurch entstandenen Schaden zu ersetzen. Dies gilt nicht, wenn der Benachteiligende die Pflichtverletzung nicht zu vertreten hat. Wegen eines Schadens, der nicht Vermögensschaden ist, kann der Benachteiligte eine angemessene Entschädigung in Geld verlangen.

(3) Ansprüche aus unerlaubter Handlung bleiben unberührt.

(4) Auf eine Vereinbarung, die von dem Benachteiligungsverbot abweicht, kann sich der Benachteiligende nicht berufen.

(5) Ein Anspruch nach den Absätzen 1 und 2 muss innerhalb einer Frist von zwei Monaten geltend gemacht werden. Nach Ablauf der Frist kann der Anspruch nur geltend gemacht werden, wenn der Benachteiligte ohne Verschulden an der Einhaltung der Frist verhindert war.

ABSCHNITT 4
Rechtsschutz

§ 22
Beweislast

Wenn im Streitfall die eine Partei Indizien beweist, die eine Benachteiligung wegen eines in § 1 genannten Grundes vermuten lassen, trägt die andere Partei die Beweislast dafür, dass kein Verstoß gegen die Bestimmungen zum Schutz vor Benachteiligung vorgelegen hat.

§ 23
Unterstützung durch Antidiskriminierungsverbände

(1) Antidiskriminierungsverbände sind Personenzusammenschlüsse, die nicht gewerbsmäßig und nicht nur vorübergehend entsprechend ihrer Satzung die besonderen Interessen von benachteiligten Personen oder Personengruppen nach Maßgabe von § 1 wahrnehmen. Die Befugnisse nach den Absätzen 2 bis 4 stehen ihnen zu, wenn sie mindestens 75 Mitglieder haben oder einen Zusammenschluss aus mindestens sieben Verbänden bilden.

(2) Antidiskriminierungsverbände sind befugt, im Rahmen ihres Satzungszwecks in gerichtlichen Verfahren, als Beistände Benachteiligter in der Verhandlung aufzutreten. Im Übrigen bleiben die Vorschriften der Verfahrensordnungen, insbesondere diejenigen, nach denen Beiständen weiterer Vortrag untersagt werden kann, unberührt.

(3) Antidiskriminierungsverbänden ist im Rahmen ihres Satzungszwecks die Besorgung von Rechtsangelegenheiten Benachteiligter gestattet.

(4) Besondere Klagerechte und Vertretungsbefugnisse von Verbänden zugunsten von behinderten Menschen bleiben unberührt.

ABSCHNITT 5
Sonderregelungen für öffentlich-rechtliche Dienstverhältnisse

§ 24
Sonderregelung für öffentlich-rechtliche Dienstverhältnisse

Die Vorschriften dieses Gesetzes gelten unter Berücksichtigung ihrer besonderen Rechtsstellung entsprechend für

1. Beamtinnen und Beamte des Bundes, der Länder, der Gemeinden, der Gemeindeverbände sowie der sonstigen der Aufsicht des Bundes oder eines Landes unterstehenden Körperschaften, Anstalten und Stiftungen des öffentlichen Rechts,

2. Richterinnen und Richter des Bundes und der Länder,

3. Zivildienstleistende sowie anerkannte Kriegsdienstverweigerer, soweit ihre Heranziehung zum Zivildienst betroffen ist.

ABSCHNITT 6
Antidiskriminierungsstelle

§ 25
Antidiskriminierungsstelle des Bundes

(1) Beim Bundesministerium für Familie, Senioren, Frauen und Jugend wird unbeschadet der Zuständigkeit der Beauftragten des Deutschen Bundestages oder der Bundesregierung die Stelle des Bundes zum Schutz vor Benachteiligungen wegen eines in § 1 genannten Grundes (Antidiskriminierungsstelle des Bundes) errichtet.

(2) Der Antidiskriminierungsstelle des Bundes ist die für die Erfüllung ihrer Aufgaben notwendige Personal- und Sachausstattung zur Verfügung zu stellen. Sie ist im Einzelplan des Bundesministeriums für

Familie, Senioren, Frauen und Jugend in einem eigenen Kapitel auszuweisen.

§ 26
Rechtsstellung der Leitung der Antidiskriminierungsstelle des Bundes

(1) Die Bundesministerin oder der Bundesminister für Familie, Senioren, Frauen und Jugend ernennt auf Vorschlag der Bundesregierung eine Person zur Leitung der Antidiskriminierungsstelle des Bundes. Sie steht nach Maßgabe dieses Gesetzes in einem öffentlich-rechtlichen Amtsverhältnis zum Bund. Sie ist in Ausübung ihres Amtes unabhängig und nur dem Gesetz unterworfen.

(2) Das Amtsverhältnis beginnt mit der Aushändigung der Urkunde über die Ernennung durch die Bundesministerin oder den Bundesminister für Familie, Senioren, Frauen und Jugend.

(3) Das Amtsverhältnis endet außer durch Tod
1. mit dem Zusammentreten eines neuen Bundestages,
2. durch Ablauf der Amtszeit mit Erreichen der Altersgrenze nach § 51 Abs. 1 und 2 des Bundesbeamtengesetzes,
3. mit der Entlassung.

Die Bundesministerin oder der Bundesminister für Familie, Senioren, Frauen und Jugend entlässt die Leiterin oder den Leiter der Antidiskriminierungsstelle des Bundes auf deren Verlangen oder wenn Gründe vorliegen, die bei einer Richterin oder einem Richter auf Lebenszeit die Entlassung aus dem Dienst rechtfertigen. Im Falle der Beendigung des Amtsverhältnisses erhält die Leiterin oder der Leiter der Antidiskriminierungsstelle des Bundes eine von der Bundesministerin oder dem Bundesminister für Familie, Senioren, Frauen und Jugend vollzogene Urkunde. Die Entlassung wird mit der Aushändigung der Urkunde wirksam.

(4) Das Rechtsverhältnis der Leitung der Antidiskriminierungsstelle des Bundes gegenüber dem Bund wird durch Vertrag mit dem Bundesministerium für Familie, Senioren, Frauen und Jugend geregelt. Der Vertrag bedarf der Zustimmung der Bundesregierung.

(5) Wird eine Bundesbeamtin oder ein Bundesbeamter zur Leitung der Antidiskriminierungsstelle des Bundes bestellt, scheidet er oder sie mit Beginn des Amtsverhältnisses aus dem bisherigen Amt aus. Für die Dauer des Amtsverhältnisses ruhen die aus dem Beamtenverhältnis begründeten Rechte und Pflichten mit Ausnahme der Pflicht zur Amtsverschwiegenheit und des Verbots der Annahme von Belohnungen oder Geschenken. Bei unfallverletzten Beamtinnen oder Beamten bleiben die gesetzlichen Ansprüche auf das Heilverfahren und einen Unfallausgleich unberührt.

§ 27
Aufgaben

(1) Wer der Ansicht ist, wegen eines in § 1 genannten Grundes benachteiligt worden zu sein, kann sich an die Antidiskriminierungsstelle des Bundes wenden.

(2) Die Antidiskriminierungsstelle des Bundes unterstützt auf unabhängige Weise Personen, die sich nach Absatz 1 an sie wenden, bei der Durchsetzung ihrer Rechte zum Schutz vor Benachteiligungen. Hierbei kann sie insbesondere
1. über Ansprüche und die Möglichkeiten des rechtlichen Vorgehens im Rahmen gesetzlicher Regelungen zum Schutz vor Benachteiligungen informieren,
2. Beratung durch andere Stellen vermitteln,
3. eine gütliche Beilegung zwischen den Beteiligten anstreben.

Soweit Beauftragte des Deutschen Bundestages oder der Bundesregierung zuständig sind, leitet die Antidiskriminierungsstelle des Bundes die Anliegen der in Absatz 1 genannten Personen mit deren Einverständnis unverzüglich an diese weiter.

(3) Die Antidiskriminierungsstelle des Bundes nimmt auf unabhängige Weise folgende Aufgaben wahr, soweit nicht die Zuständigkeit der Beauftragten der Bun-

desregierung oder des Deutschen Bundestages berührt ist:
1. Öffentlichkeitsarbeit,
2. Maßnahmen zur Verhinderung von Benachteiligungen aus den in § 1 genannten Gründen,
3. Durchführung wissenschaftlicher Untersuchungen zu diesen Benachteiligungen.

(4) Die Antidiskriminierungsstelle des Bundes und die in ihrem Zuständigkeitsbereich betroffenen Beauftragten der Bundesregierung und des Deutschen Bundestages legen gemeinsam dem Deutschen Bundestag alle vier Jahre Berichte über Benachteiligungen aus den in § 1 genannten Gründen vor und geben Empfehlungen zur Beseitigung und Vermeidung dieser Benachteiligungen. Sie können gemeinsam wissenschaftliche Untersuchungen zu Benachteiligungen durchführen.

(5) Die Antidiskriminierungsstelle des Bundes und die in ihrem Zuständigkeitsbereich betroffenen Beauftragten der Bundesregierung und des Deutschen Bundestages sollen bei Benachteiligungen aus mehreren der in § 1 genannten Gründe zusammenarbeiten.

§ 28
Befugnisse

(1) Die Antidiskriminierungsstelle des Bundes kann in Fällen des § 27 Abs. 2 Satz 2 Nr. 3 Beteiligte um Stellungnahmen ersuchen, soweit die Person, die sich nach § 27 Abs. 1 an sie gewandt hat, hierzu ihr Einverständnis erklärt.

(2) Alle Bundesbehörden und sonstigen öffentlichen Stellen im Bereich des Bundes sind verpflichtet, die Antidiskriminierungsstelle des Bundes bei der Erfüllung ihrer Aufgaben zu unterstützen, insbesondere die erforderlichen Auskünfte zu erteilen. Die Bestimmungen zum Schutz personenbezogener Daten bleiben unberührt.

§ 29
Zusammenarbeit mit Nichtregierungsorganisationen und anderen Einrichtungen

Die Antidiskriminierungsstelle des Bundes soll bei ihrer Tätigkeit Nichtregierungsorganisationen sowie Einrichtungen, die auf europäischer, Bundes-, Landes- oder regionaler Ebene zum Schutz vor Benachteiligungen wegen eines in § 1 genannten Grundes tätig sind, in geeigneter Form einbeziehen.

§ 30
Beirat

(1) Zur Förderung des Dialogs mit gesellschaftlichen Gruppen und Organisationen, die sich den Schutz vor Benachteiligungen wegen eines in § 1 genannten Grundes zum Ziel gesetzt haben, wird der Antidiskriminierungsstelle des Bundes ein Beirat beigeordnet. Der Beirat berät die Antidiskriminierungsstelle des Bundes bei der Vorlage von Berichten und Empfehlungen an den Deutschen Bundestag nach § 27 Abs. 4 und kann hierzu sowie zu wissenschaftlichen Untersuchungen nach § 27 Abs. 3 Nr. 3 eigene Vorschläge unterbreiten.

(2) Das Bundesministerium für Familie, Senioren, Frauen und Jugend beruft im Einvernehmen mit der Leitung der Antidiskriminierungsstelle des Bundes sowie den entsprechend zuständigen Beauftragten der Bundesregierung oder des Deutschen Bundestages die Mitglieder dieses Beirats und für jedes Mitglied eine Stellvertretung. In den Beirat sollen Vertreterinnen und Vertreter gesellschaftlicher Gruppen und Organisationen sowie Expertinnen und Experten in Benachteiligungsfragen berufen werden. Die Gesamtzahl der Mitglieder des Beirats soll 16 Personen nicht überschreiten. Der Beirat soll zu gleichen Teilen mit Frauen und Männern besetzt sein.

(3) Der Beirat gibt sich eine Geschäftsordnung, die der Zustimmung des Bundesministeriums für Familie, Senioren, Frauen und Jugend bedarf.

(4) Die Mitglieder des Beirats üben die Tätigkeit nach diesem Gesetz ehrenamtlich aus. Sie haben Anspruch auf Aufwandsentschädigung sowie Reisekostenvergütung, Tagegelder und Übernachtungsgelder. Näheres regelt die Geschäftsordnung.

ABSCHNITT 7
Schlussvorschriften

§ 31
Unabdingbarkeit

Von den Vorschriften dieses Gesetzes kann nicht zuungunsten der geschützten Personen abgewichen werden.

§ 32
Schlussbestimmung

Soweit in diesem Gesetz nicht Abweichendes bestimmt ist, gelten die allgemeinen Bestimmungen.

§ 33
Übergangsbestimmungen

(1) Bei Benachteiligungen nach den §§ 611a, 611b und 612 Abs. 3 des Bürgerlichen Gesetzbuchs oder sexuellen Belästigungen nach dem Beschäftigtenschutzgesetz ist das vor dem 18. August 2006 maßgebliche Recht anzuwenden.

(2) Bei Benachteiligungen aus Gründen der Rasse oder wegen der ethnischen Herkunft sind die §§ 19 bis 21 nicht auf Schuldverhältnisse anzuwenden, die vor dem 18. August 2006 begründet worden sind. Satz 1 gilt nicht für spätere Änderungen von Dauerschuldverhältnissen.

(3) Bei Benachteiligungen wegen des Geschlechts, der Religion, einer Behinderung, des Alters oder der sexuellen Identität sind die §§ 19 bis 21 nicht auf Schuldverhältnisse anzuwenden, die vor dem 1. Dezember 2006 begründet worden sind. Satz 1 gilt nicht für spätere Änderungen von Dauerschuldverhältnissen.

(4) Auf Schuldverhältnisse, die eine privatrechtliche Versicherung zum Gegenstand haben, ist § 19 Abs. 1 nicht anzuwenden, wenn diese vor dem 22. Dezember 2007 begründet worden sind. Satz 1 gilt nicht für spätere Änderungen solcher Schuldverhältnisse.

Gesetz zur Vereinheitlichung und Flexibilisierung des Arbeitszeitrechts – Arbeitszeitgesetz (ArbZG)

Vom 6. Juni 1994 (BGBl. I S. 1170), zuletzt geändert durch Art. 15
G vom 21. Juli 2012 (BGBl. I S. 1583)

ERSTER ABSCHNITT
Allgemeine Vorschriften

§ 1
Zweck des Gesetzes

Zweck des Gesetzes ist es,
1. die Sicherheit und den Gesundheitsschutz der Arbeitnehmer bei der Arbeitszeitgestaltung zu gewährleisten und die Rahmenbedingungen für flexible Arbeitszeiten zu verbessern sowie
2. den Sonntag und die staatlich anerkannten Feiertage als Tage der Arbeitsruhe und der seelischen Erhebung der Arbeitnehmer zu schützen.

§ 2
Begriffsbestimmungen

(1) Arbeitszeit im Sinne dieses Gesetzes ist die Zeit vom Beginn bis zum Ende der Arbeit ohne die Ruhepausen; Arbeitszeiten bei mehreren Arbeitgebern sind zusammenzurechnen. Im Bergbau unter Tage zählen die Ruhepausen zur Arbeitszeit.

(2) Arbeitnehmer im Sinne dieses Gesetzes sind Arbeiter und Angestellte sowie die zu ihrer Berufsbildung Beschäftigten.

(3) Nachtzeit im Sinne dieses Gesetzes ist die Zeit von 23 bis 6 Uhr, in Bäckereien und Konditoreien die Zeit von 22 bis 5 Uhr.

(4) Nachtarbeit im Sinne dieses Gesetzes ist jede Arbeit, die mehr als zwei Stunden der Nachtzeit umfasst.

(5) Nachtarbeitnehmer im Sinne dieses Gesetzes sind Arbeitnehmer, die
1. aufgrund ihrer Arbeitszeitgestaltung normalerweise Nachtarbeit in Wechselschicht zu leisten haben oder
2. Nachtarbeit an mindestens 48 Tagen im Kalenderjahr leisten.

ZWEITER ABSCHNITT
Werktägliche Arbeitszeit und arbeitsfreie Zeiten

§ 3
Arbeitszeit der Arbeitnehmer

Die werktägliche Arbeitszeit der Arbeitnehmer darf acht Stunden nicht überschreiten. Sie kann auf bis zu zehn Stunden nur verlängert werden, wenn innerhalb von sechs Kalendermonaten oder innerhalb von 24 Wochen im Durchschnitt acht Stunden werktäglich nicht überschritten werden.

§ 4
Ruhepausen

Die Arbeit ist durch im Voraus feststehende Ruhepausen von mindestens 30 Minuten bei einer Arbeitszeit von mehr als sechs bis zu neun Stunden und 45 Minuten bei einer Arbeitszeit von mehr als neun Stunden insgesamt zu unterbrechen. Die Ruhepausen nach Satz 1 können in Zeitabschnitte von jeweils mindestens 15 Minuten aufgeteilt werden. Länger als sechs Stunden hintereinander dürfen Arbeitnehmer nicht ohne Ruhepause beschäftigt werden.

§ 5
Ruhezeit

(1) Die Arbeitnehmer müssen nach Beendigung der täglichen Arbeitszeit eine ununterbrochene Ruhezeit von mindestens elf Stunden haben.

(2) Die Dauer der Ruhezeit des Absatzes 1 kann in Krankenhäusern und anderen Einrichtungen zur Behandlung, Pflege und Betreuung von Personen, in Gaststätten und anderen Einrichtungen zur Bewirtung und Beherbergung, in Verkehrsbetrieben, beim Rundfunk sowie in der Landwirtschaft und in der Tierhaltung um bis zu

eine Stunde verkürzt werden, wenn jede Verkürzung der Ruhezeit innerhalb eines Kalendermonats oder innerhalb von vier Wochen durch Verlängerung einer anderen Ruhezeit auf mindestens zwölf Stunden ausgeglichen wird.

(3) Abweichend von Absatz 1 können in Krankenhäusern und anderen Einrichtungen zur Behandlung, Pflege und Betreuung von Personen Kürzungen der Ruhezeit durch Inanspruchnahmen während der Rufbereitschaft, die nicht mehr als die Hälfte der Ruhezeit betragen, zu anderen Zeiten ausgeglichen werden.

§ 6
Nacht- und Schichtarbeit

(1) Die Arbeitszeit der Nacht- und Schichtarbeitnehmer ist nach den gesicherten arbeitswissenschaftlichen Erkenntnissen über die menschengerechte Gestaltung der Arbeit festzulegen.

(2) Die werktägliche Arbeitszeit der Nachtarbeitnehmer darf acht Stunden nicht überschreiten. Sie kann auf bis zu zehn Stunden nur verlängert werden, wenn abweichend von § 3 innerhalb von einem Kalendermonat oder innerhalb von vier Wochen im Durchschnitt acht Stunden werktäglich nicht überschritten werden. Für Zeiträume, in denen Nachtarbeitnehmer im Sinne des § 2 Abs. 5 Nr. 2 nicht zur Nachtarbeit herangezogen werden, findet § 3 Satz 2 Anwendung.

(3) Nachtarbeitnehmer sind berechtigt, sich vor Beginn der Beschäftigung und danach in regelmäßigen Zeitabständen von nicht weniger als drei Jahren arbeitsmedizinisch untersuchen zu lassen. Nach Vollendung des 50. Lebensjahres steht Nachtarbeitnehmern dieses Recht in Zeitabständen von einem Jahr zu. Die Kosten der Untersuchungen hat der Arbeitgeber zu tragen, sofern er die Untersuchungen den Nachtarbeitnehmern nicht kostenlos durch einen Betriebsarzt oder einen überbetrieblichen Dienst von Betriebsärzten anbietet.

(4) Der Arbeitgeber hat den Nachtarbeitnehmer auf dessen Verlangen auf einen für ihn geeigneten Tagesarbeitsplatz umzusetzen, wenn

a) nach arbeitsmedizinischer Feststellung die weitere Verrichtung von Nachtarbeit den Arbeitnehmer in seiner Gesundheit gefährdet oder

b) im Haushalt des Arbeitnehmers ein Kind unter zwölf Jahren lebt, das nicht von einer anderen im Haushalt lebenden Person betreut werden kann, oder

c) der Arbeitnehmer einen schwerpflegebedürftigen Angehörigen zu versorgen hat, der nicht von einem anderen im Haushalt lebenden Angehörigen versorgt werden kann,

sofern dem nicht dringende betriebliche Erfordernisse entgegenstehen. Stehen der Umsetzung des Nachtarbeitnehmers auf einen für ihn geeigneten Tagesarbeitsplatz nach Auffassung des Arbeitgebers dringende betriebliche Erfordernisse entgegen, so ist der Betriebs- oder Personalrat zu hören. Der Betriebs- oder Personalrat kann dem Arbeitgeber Vorschläge für eine Umsetzung unterbreiten.

(5) Soweit keine tarifvertraglichen Ausgleichsregelungen bestehen, hat der Arbeitgeber dem Nachtarbeitnehmer für die während der Nachtzeit geleisteten Arbeitsstunden eine angemessene Zahl bezahlter freier Tage oder einen angemessenen Zuschlag auf das ihm hierfür zustehende Bruttoarbeitsentgelt zu gewähren.

(6) Es ist sicherzustellen, dass Nachtarbeitnehmer den gleichen Zugang zur betrieblichen Weiterbildung und zu aufstiegsfördernden Maßnahmen haben wie die übrigen Arbeitnehmer.

§ 7
Abweichende Regelungen

(1) In einem Tarifvertrag oder aufgrund eines Tarifvertrags in einer Betriebs- oder Dienstvereinbarung kann zugelassen werden,

1. abweichend von § 3

   a) die Arbeitszeit über zehn Stunden werktäglich zu verlängern, wenn in die Arbeitszeit regelmäßig und in erheblichem Umfang Arbeitsbereitschaft oder Bereitschaftsdienst fällt,

b) einen anderen Ausgleichszeitraum festzulegen,

c) *(gestrichen)*,

2. abweichend von § 4 Satz 2 die Gesamtdauer der Ruhepausen in Schichtbetrieben und Verkehrsbetrieben auf Kurzpausen von angemessener Dauer aufzuteilen,

3. abweichend von § 5 Abs. 1 die Ruhezeit um bis zu zwei Stunden zu kürzen, wenn die Art der Arbeit dies erfordert und die Kürzung der Ruhezeit innerhalb eines festzulegenden Ausgleichszeitraums ausgeglichen wird,

4. abweichend von § 6 Abs. 2

a) die Arbeitszeit über zehn Stunden werktäglich hinaus zu verlängern, wenn in die Arbeitszeit regelmäßig und in erheblichem Umfang Arbeitsbereitschaft oder Bereitschaftsdienst fällt,

b) einen anderen Ausgleichszeitraum festzulegen,

5. den Beginn des siebenstündigen Nachtzeitraums des § 2 Abs. 3 auf die Zeit zwischen 22 und 24 Uhr festzulegen.

(2) Sofern der Gesundheitsschutz der Arbeitnehmer durch einen entsprechenden Zeitausgleich gewährleistet wird, kann in einem Tarifvertrag oder aufgrund eines Tarifvertrags in einer Betriebs- oder Dienstvereinbarung ferner zugelassen werden,

1. abweichend von § 5 Abs. 1 die Ruhezeiten bei Rufbereitschaft den Besonderheiten dieses Dienstes anzupassen, insbesondere Kürzungen der Ruhezeit infolge von Inanspruchnahmen während dieses Dienstes zu anderen Zeiten auszugleichen,

2. die Regelungen der §§ 3, 5 Abs. 1 und § 6 Abs. 2 in der Landwirtschaft der Bestellungs- und Erntezeit sowie den Witterungseinflüssen anzupassen,

3. die Regelungen der §§ 3, 4, 5 Abs. 1 und § 6 Abs. 2 bei der Behandlung, Pflege und Betreuung von Personen der Eigenart dieser Tätigkeit und dem Wohl dieser Personen entsprechend anzupassen,

4. die Regelungen der §§ 3, 4, 5 Abs. 1 und § 6 Abs. 2 bei Verwaltungen und Betrieben des Bundes, der Länder, der Gemeinden und sonstigen Körperschaften, Anstalten und Stiftungen des öffentlichen Rechts sowie bei anderen Arbeitgebern, die der Tarifbindung eines für den öffentlichen Dienst geltenden oder eines im Wesentlichen inhaltsgleichen Tarifvertrags unterliegen, der Eigenart der Tätigkeit bei diesen Stellen anzupassen.

(2a) In einem Tarifvertrag oder aufgrund eines Tarifvertrags in einer Betriebs- oder Dienstvereinbarung kann abweichend von den §§ 3, 5 Abs. 1 und § 6 Abs. 2 zugelassen werden, die werktägliche Arbeitszeit auch ohne Ausgleich über acht Stunden zu verlängern, wenn in die Arbeitszeit regelmäßig und in erheblichem Umfang Arbeitsbereitschaft oder Bereitschaftsdienst fällt und durch besondere Regelungen sichergestellt wird, dass die Gesundheit der Arbeitnehmer nicht gefährdet wird.

(3) Im Geltungsbereich eines Tarifvertrags nach Absatz 1, 2 oder 2a können abweichende tarifvertragliche Regelungen im Betrieb eines nicht tarifgebundenen Arbeitgebers durch Betriebs- oder Dienstvereinbarung oder, wenn ein Betriebs- oder Personalrat nicht besteht, durch schriftliche Vereinbarung zwischen dem Arbeitgeber und dem Arbeitnehmer übernommen werden. Können aufgrund eines solchen Tarifvertrags abweichende Regelungen in einer Betriebs- oder Dienstvereinbarung getroffen werden, kann auch in Betrieben eines nicht tarifgebundenen Arbeitgebers davon Gebrauch gemacht werden. Eine nach Absatz 2 Nr. 4 getroffene abweichende tarifvertragliche Regelung hat zwischen nicht tarifgebundenen Arbeitgebern und Arbeitnehmern Geltung, wenn zwischen ihnen die Anwendung der für den öffentlichen Dienst geltenden tarifvertraglichen Bestimmungen vereinbart ist und die Arbeitgeber die Kosten des Betriebs überwiegend mit Zuwendungen im Sinne des Haushaltsrechts decken.

(4) Die Kirchen und die öffentlich-rechtlichen Religionsgesellschaften können die in Absatz 1, 2 oder 2a genannten Abweichungen in ihren Regelungen vorsehen.

(5) In einem Bereich, in dem Regelungen durch Tarifvertrag üblicherweise nicht getroffen werden, können Ausnahmen im Rahmen des Absatzes 1, 2 oder 2a durch die Aufsichtsbehörde bewilligt werden, wenn dies aus betrieblichen Gründen erforderlich ist und die Gesundheit der Arbeitnehmer nicht gefährdet wird.

(6) Die Bundesregierung kann durch Rechtsverordnung mit Zustimmung des Bundesrates Ausnahmen im Rahmen des Absatzes 1 oder 2 zulassen, sofern dies aus betrieblichen Gründen erforderlich ist und die Gesundheit der Arbeitnehmer nicht gefährdet wird.

(7) Aufgrund einer Regelung nach Absatz 2a oder den Absätzen 3 bis 5 jeweils in Verbindung mit Absatz 2a darf die Arbeitszeit nur verlängert werden, wenn der Arbeitnehmer schriftlich eingewilligt hat. Der Arbeitnehmer kann die Einwilligung mit einer Frist von sechs Monaten schriftlich widerrufen. Der Arbeitgeber darf einen Arbeitnehmer nicht benachteiligen, weil dieser die Einwilligung zur Verlängerung der Arbeitszeit nicht erklärt oder die Einwilligung widerrufen hat.

(8) Werden Regelungen nach Absatz 1 Nr. 1 und 4, Absatz 2 Nr. 2 bis 4 oder solche Regelungen aufgrund der Absätze 3 und 4 zugelassen, darf die Arbeitszeit 48 Stunden wöchentlich im Durchschnitt von zwölf Kalendermonaten nicht überschreiten. Erfolgt die Zulassung aufgrund des Absatzes 5, darf die Arbeitszeit 48 Stunden wöchentlich im Durchschnitt von sechs Kalendermonaten oder 24 Wochen nicht überschreiten.

(9) Wird die werktägliche Arbeitszeit über zwölf Stunden hinaus verlängert, muss im unmittelbaren Anschluss an die Beendigung der Arbeitszeit eine Ruhezeit von mindestens elf Stunden gewährt werden.

§ 8
Gefährliche Arbeiten

Die Bundesregierung kann durch Rechtsverordnung mit Zustimmung des Bundesrates für einzelne Beschäftigungsbereiche, für bestimmte Arbeiten oder für bestimmte Arbeitnehmergruppen, bei denen besondere Gefahren für die Gesundheit der Arbeitnehmer zu erwarten sind, die Arbeitszeit über § 3 hinaus beschränken, die Ruhepausen und Ruhezeiten über die §§ 4 und 5 hinaus ausdehnen, die Regelungen zum Schutz der Nacht- und Schichtarbeitnehmer in § 6 erweitern und die Abweichungsmöglichkeiten nach § 7 beschränken, soweit dies zum Schutz der Gesundheit der Arbeitnehmer erforderlich ist. Satz 1 gilt nicht für Beschäftigungsbereiche und Arbeiten in Betrieben, die der Bergaufsicht unterliegen.

DRITTER ABSCHNITT
Sonn- und Feiertagsruhe
§ 9
Sonn- und Feiertagsruhe

(1) Arbeitnehmer dürfen an Sonn- und gesetzlichen Feiertagen von 0 bis 24 Uhr nicht beschäftigt werden.

(2) In mehrschichtigen Betrieben mit regelmäßiger Tag- und Nachtschicht kann Beginn oder Ende der Sonn- und Feiertagsruhe um bis zu sechs Stunden vor- oder zurückverlegt werden, wenn für die auf den Beginn der Ruhezeit folgenden 24 Stunden der Betrieb ruht.

(3) Für Kraftfahrer und Beifahrer kann der Beginn der 24-stündigen Sonn- und Feiertagsruhe um bis zu zwei Stunden vorverlegt werden.

§ 10
Sonn- und Feiertagsbeschäftigung

(1) Sofern die Arbeiten nicht an Werktagen vorgenommen werden können, dürfen Arbeitnehmer an Sonn- und Feiertagen abweichend von § 9 beschäftigt werden

1. in Not- und Rettungsdiensten sowie bei der Feuerwehr,
2. zur Aufrechterhaltung der öffentlichen Sicherheit und Ordnung sowie der Funktionsfähigkeit von Gerichten und Behörden und für Zwecke der Verteidigung,
3. in Krankenhäusern und anderen Einrichtungen zur Behandlung, Pflege und Betreuung von Personen,

4. in Gaststätten und anderen Einrichtungen zur Bewirtung und Beherbergung sowie im Haushalt,

5. bei Musikaufführungen, Theatervorstellungen, Filmvorführungen, Schaustellungen, Darbietungen und anderen ähnlichen Veranstaltungen,

6. bei nichtgewerblichen Aktionen und Veranstaltungen der Kirchen, Religionsgesellschaften, Verbände, Vereine, Parteien und anderer ähnlicher Vereinigungen,

7. beim Sport und in Freizeit-, Erholungs- und Vergnügungseinrichtungen, beim Fremdenverkehr sowie in Museen und wissenschaftlichen Präsenzbibliotheken,

8. beim Rundfunk, bei der Tages- und Sportpresse, bei Nachrichtenagenturen sowie bei den der Tagesaktualität dienenden Tätigkeiten für andere Presseerzeugnisse einschließlich des Austragens, bei der Herstellung von Satz, Filmen und Druckformen für tagesaktuelle Nachrichten und Bilder, bei tagesaktuellen Aufnahmen auf Ton- und Bildträger sowie beim Transport und Kommissionieren von Presseerzeugnissen, deren Ersterscheinungstag am Montag oder am Tag nach einem Feiertag liegt,

9. bei Messen, Ausstellungen und Märkten im Sinne des Titels IV der Gewerbeordnung sowie bei Volksfesten,

10. in Verkehrsbetrieben sowie beim Transport und Kommissionieren von leicht verderblichen Waren im Sinne von § 30 Abs. 3 Nr. 2 der Straßenverkehrsordnung,

11. in den Energie- und Wasserversorgungsbetrieben sowie in Abfall- und Abwasserentsorgungsbetrieben,

12. in der Landwirtschaft und in der Tierhaltung sowie in Einrichtungen zur Behandlung und Pflege von Tieren,

13. im Bewachungsgewerbe und bei der Bewachung von Betriebsanlagen,

14. bei der Reinigung und Instandhaltung von Betriebseinrichtungen, soweit hierdurch der regelmäßige Fortgang des eigenen oder eines fremden Betriebs bedingt ist, bei der Vorbereitung der Wiederaufnahme des vollen werktägigen Betriebs sowie bei der Aufrechterhaltung der Funktionsfähigkeit von Datennetzen und Rechnersystemen,

15. zur Verhütung des Verderbens von Naturerzeugnissen oder Rohstoffen oder des Misslingens von Arbeitsergebnissen sowie bei kontinuierlich durchzuführenden Forschungsarbeiten,

16. zur Vermeidung einer Zerstörung oder erheblichen Beschädigung der Produktionseinrichtungen.

(2) Abweichend von § 9 dürfen Arbeitnehmer an Sonn- und Feiertagen mit den Produktionsarbeiten beschäftigt werden, wenn die infolge der Unterbrechung der Produktion nach Absatz 1 Nr. 14 zulässigen Arbeiten den Einsatz von mehr Arbeitnehmern als bei durchgehender Produktion erfordern.

(3) Abweichend von § 9 dürfen Arbeitnehmer an Sonn- und Feiertagen in Bäckereien und Konditoreien für bis zu drei Stunden mit der Herstellung und dem Austragen oder Ausfahren von Konditorwaren und an diesem Tag zum Verkauf kommenden Bäckerwaren beschäftigt werden.

(4) Sofern die Arbeiten nicht an Werktagen vorgenommen werden können, dürfen Arbeitnehmer zur Durchführung des Eil- und Großbetragszahlungsverkehrs und des Geld-, Devisen-, Wertpapier- und Derivatehandels abweichend von § 9 Abs. 1 an den auf einen Werktag fallenden Feiertagen beschäftigt werden, die nicht in allen Mitgliedstaaten der Europäischen Union Feiertage sind.

§ 11
Ausgleich für Sonn- und Feiertagsbeschäftigung

(1) Mindestens 15 Sonntage im Jahr müssen beschäftigungsfrei bleiben.

(2) Für die Beschäftigung an Sonn- und Feiertagen gelten die §§ 3 bis 8 entsprechend, jedoch dürfen durch die Arbeitszeit an Sonn- und Feiertagen die in den §§ 3, 6 Abs. 2, §§ 7 und 21a Abs. 4 bestimmten

Höchstarbeitszeiten und Ausgleichszeiträume nicht überschritten werden.

(3) Werden Arbeitnehmer an einem Sonntag beschäftigt, müssen sie einen Ersatzruhetag haben, der innerhalb eines den Beschäftigungstag einschließenden Zeitraums von zwei Wochen zu gewähren ist. Werden Arbeitnehmer an einem auf einen Werktag fallenden Feiertag beschäftigt, müssen sie einen Ersatzruhetag haben, der innerhalb eines den Beschäftigungstag einschließenden Zeitraums von acht Wochen zu gewähren ist.

(4) Die Sonn- oder Feiertagsruhe des § 9 oder der Ersatzruhetag des Absatzes 3 ist den Arbeitnehmern unmittelbar in Verbindung mit einer Ruhezeit nach § 5 zu gewähren, soweit dem technische oder arbeitsorganisatorische Gründe nicht entgegenstehen.

§ 12
Abweichende Regelungen

In einem Tarifvertrag oder aufgrund eines Tarifvertrags in einer Betriebs- oder Dienstvereinbarung kann zugelassen werden,

1. abweichend von § 11 Abs. 1 die Anzahl der beschäftigungsfreien Sonntage in den Einrichtungen des § 10 Abs. 1 Nr. 2, 3, 4 und 10 auf mindestens zehn Sonntage, im Rundfunk, in Theaterbetrieben, Orchestern sowie bei Schaustellungen auf mindestens acht Sonntage, in Filmtheatern und in der Tierhaltung auf mindestens sechs Sonntage im Jahr zu verringern,

2. abweichend von § 11 Abs. 3 den Wegfall von Ersatzruhetagen für auf Werktage fallende Feiertage zu vereinbaren oder Arbeitnehmer innerhalb eines festzulegenden Ausgleichszeitraums beschäftigungsfrei zu stellen,

3. abweichend von § 11 Abs. 1 bis 3 in der Seeschifffahrt die den Arbeitnehmern nach diesen Vorschriften zustehenden freien Tage zusammenhängend zu geben,

4. abweichend von § 11 Abs. 2 die Arbeitszeit in vollkontinuierlichen Schichtbetrieben an Sonn- und Feier-

tagen auf bis zu zwölf Stunden zu verlängern, wenn dadurch zusätzliche freie Schichten an Sonn- und Feiertagen erreicht werden.

§ 7 Abs. 3 bis 6 findet Anwendung.

§ 13
Ermächtigung, Anordnung, Bewilligung

(1) Die Bundesregierung kann durch Rechtsverordnung mit Zustimmung des Bundesrates zur Vermeidung erheblicher Schäden unter Berücksichtigung des Schutzes der Arbeitnehmer und der Sonn- und Feiertagsruhe

1. die Bereiche mit Sonn- und Feiertagsbeschäftigung nach § 10 sowie die dort zugelassenen Arbeiten näher bestimmen,

2. über die Ausnahmen nach § 10 hinaus weitere Ausnahmen abweichend von § 9

   a) für Betriebe, in denen die Beschäftigung von Arbeitnehmern an Sonn- oder Feiertagen zur Befriedigung täglicher oder an diesen Tagen besonders hervortretender Bedürfnisse der Bevölkerung erforderlich ist,

   b) für Betriebe, in denen Arbeiten vorkommen, deren Unterbrechung oder Aufschub

      aa) nach dem Stand der Technik ihrer Art nach nicht oder nur mit erheblichen Schwierigkeiten möglich ist,

      bb) besondere Gefahren für Leben oder Gesundheit der Arbeitnehmer zur Folge hätte,

      cc) zu erheblichen Belastungen der Umwelt oder der Energie- oder Wasserversorgung führen würde,

   c) aus Gründen des Gemeinwohls, insbesondere auch zur Sicherung der Beschäftigung,

zulassen und die zum Schutz der Arbeitnehmer und der Sonn- und Feiertagsruhe notwendigen Bedingungen bestimmen.

(2) Soweit die Bundesregierung von der Ermächtigung des Absatzes 1 Nr. 2 Buchstabe a keinen Gebrauch gemacht hat, können die Landesregierungen durch Rechtsverordnung entsprechende Bestimmungen erlassen. Die Landesregierungen können diese Ermächtigung durch Rechtsverordnung auf oberste Landesbehörden übertragen.

(3) Die Aufsichtsbehörde kann
1. feststellen, ob eine Beschäftigung nach § 10 zulässig ist,
2. abweichend von § 9 bewilligen, Arbeitnehmer zu beschäftigen
   a) im Handelsgewerbe an bis zu zehn Sonn- und Feiertagen im Jahr, an denen besondere Verhältnisse einen erweiterten Geschäftsverkehr erforderlich machen,
   b) an bis zu fünf Sonn- und Feiertagen im Jahr, wenn besondere Verhältnisse zur Verhütung eines unverhältnismäßigen Schadens dies erfordern,
   c) an einem Sonntag im Jahr zur Durchführung einer gesetzlich vorgeschriebenen Inventur,

und Anordnungen über die Beschäftigungszeit unter Berücksichtigung der für den öffentlichen Gottesdienst bestimmten Zeit treffen.

(4) Die Aufsichtsbehörde soll abweichend von § 9 bewilligen, dass Arbeitnehmer an Sonn- und Feiertagen mit Arbeiten beschäftigt werden, die aus chemischen, biologischen, technischen oder physikalischen Gründen einen ununterbrochenen Fortgang auch an Sonn- und Feiertagen erfordern.

(5) Die Aufsichtsbehörde hat abweichend von § 9 die Beschäftigung von Arbeitnehmern an Sonn- und Feiertagen zu bewilligen, wenn bei einer weitgehenden Ausnutzung der gesetzlich zulässigen wöchentlichen Betriebszeiten und bei längeren Betriebszeiten im Ausland die Konkurrenzfähigkeit unzumutbar beeinträchtigt ist und durch die Genehmigung von Sonn- und Feiertagsarbeit die Beschäftigung gesichert werden kann.

VIERTER ABSCHNITT
Ausnahmen in besonderen Fällen
§ 14
Außergewöhnliche Fälle

(1) Von den §§ 3 bis 5, 6 Abs. 2, §§ 7, 9 bis 11 darf abgewichen werden bei vorübergehenden Arbeiten in Notfällen und in außergewöhnlichen Fällen, die unabhängig vom Willen der Betroffenen eintreten und deren Folgen nicht auf andere Weise zu beseitigen sind, besonders wenn Rohstoffe oder Lebensmittel zu verderben oder Arbeitsergebnisse zu misslingen drohen.

(2) Von den §§ 3 bis 5, 6 Abs. 2, §§ 7, 11 Abs. 1 bis 3 und § 12 darf ferner abgewichen werden,
1. wenn eine verhältnismäßig geringe Zahl von Arbeitnehmern vorübergehend mit Arbeiten beschäftigt wird, deren Nichterledigung das Ergebnis der Arbeiten gefährden oder einen unverhältnismäßigen Schaden zur Folge haben würden,
2. bei Forschung und Lehre, bei unaufschiebbaren Vor- und Abschlussarbeiten sowie bei unaufschiebbaren Arbeiten zur Behandlung, Pflege und Betreuung von Personen oder zur Behandlung und Pflege von Tieren an einzelnen Tagen,

wenn dem Arbeitgeber andere Vorkehrungen nicht zugemutet werden können.

(3) Wird von den Befugnissen nach Absatz 1 oder 2 Gebrauch gemacht, darf die Arbeitszeit 48 Stunden wöchentlich im Durchschnitt von sechs Kalendermonaten oder 24 Wochen nicht überschreiten.

§ 15
Bewilligung, Ermächtigung

(1) Die Aufsichtsbehörde kann
1. eine von den §§ 3, 6 Abs. 2 und § 11 Abs. 2 abweichende längere tägliche Arbeitszeit bewilligen
   a) für kontinuierliche Schichtbetriebe zur Erreichung zusätzlicher Freischichten,
   b) für Bau- und Montagestellen,
2. eine von den §§ 3, 6 Abs. 2 und § 11 Abs. 2 abweichende längere tägliche

Arbeitszeit für Saison- und Kampagnebetriebe für die Zeit der Saison oder Kampagne bewilligen, wenn die Verlängerung der Arbeitszeit über acht Stunden werktäglich durch eine entsprechende Verkürzung der Arbeitszeit zu anderen Zeiten ausgeglichen wird,

3. eine von den §§ 5 und 11 Abs. 2 abweichende Dauer und Lage der Ruhezeit bei Arbeitsbereitschaft, Bereitschaftsdienst und Rufbereitschaft den Besonderheiten dieser Inanspruchnahmen im öffentlichen Dienst entsprechend bewilligen,

4. eine von den §§ 5 und 11 Abs. 2 abweichende Ruhezeit zur Herbeiführung eines regelmäßigen wöchentlichen Schichtwechsels zweimal innerhalb eines Zeitraums von drei Wochen bewilligen.

(2) Die Aufsichtsbehörde kann über die in diesem Gesetz vorgesehenen Ausnahmen hinaus weitergehende Ausnahmen zulassen, soweit sie im öffentlichen Interesse dringend nötig werden.

(3) Das Bundesministerium der Verteidigung kann in seinem Geschäftsbereich durch Rechtsverordnung mit Zustimmung des Bundesministeriums für Arbeit und Soziales aus zwingenden Gründen der Verteidigung Arbeitnehmer verpflichten, über die in diesem Gesetz und in den aufgrund dieses Gesetzes erlassenen Rechtsverordnungen und Tarifverträgen festgelegten Arbeitszeitgrenzen und -beschränkungen hinaus Arbeit zu leisten.

(3a) Das Bundesministerium der Verteidigung kann in seinem Geschäftsbereich durch Rechtsverordnung im Einvernehmen mit dem Bundesministerium für Arbeit und Soziales für besondere Tätigkeiten der Arbeitnehmer bei den Streitkräften Abweichungen in diesem Gesetz sowie von in den aufgrund dieses Gesetzes erlassenen Rechtsverordnungen bestimmten Arbeitszeitgrenzen und -beschränkungen zulassen, soweit die Abweichungen aus zwingenden Gründen erforderlich sind und die größtmögliche Sicherheit und der bestmögliche Gesundheitsschutz der Arbeitnehmer gewährleistet werden.

(4) Werden Ausnahmen nach Absatz 1 oder 2 zugelassen, darf die Arbeitszeit 48 Stunden wöchentlich im Durchschnitt von sechs Kalendermonaten oder 24 Wochen nicht überschreiten.

FÜNFTER ABSCHNITT
Durchführung des Gesetzes

§ 16
Aushang und Arbeitszeitnachweise

(1) Der Arbeitgeber ist verpflichtet, einen Abdruck dieses Gesetzes, der aufgrund dieses Gesetzes erlassenen, für den Betrieb geltenden Rechtsverordnungen und der für den Betrieb geltenden Tarifverträge und Betriebs- oder Dienstvereinbarungen im Sinne des § 7 Abs. 1 bis 3, §§ 12 und 21a Abs. 6 an geeigneter Stelle im Betrieb zur Einsichtnahme auszulegen oder auszuhängen.

(2) Der Arbeitgeber ist verpflichtet, die über die werktägliche Arbeitszeit des § 3 Satz 1 hinausgehende Arbeitszeit der Arbeitnehmer aufzuzeichnen und ein Verzeichnis der Arbeitnehmer zu führen, die in eine Verlängerung der Arbeitszeit gemäß § 7 Abs. 7 eingewilligt haben. Die Nachweise sind mindestens zwei Jahre aufzubewahren.

§ 17
Aufsichtsbehörde

(1) Die Einhaltung dieses Gesetzes und der aufgrund dieses Gesetzes erlassenen Rechtsverordnungen wird von den nach Landesrecht zuständigen Behörden (Aufsichtsbehörden) überwacht.

(2) Die Aufsichtsbehörde kann die erforderlichen Maßnahmen anordnen, die der Arbeitgeber zur Erfüllung der sich aus diesem Gesetz und den aufgrund dieses Gesetzes erlassenen Rechtsverordnungen ergebenden Pflichten zu treffen hat.

(3) Für den öffentlichen Dienst des Bundes sowie für die bundesunmittelbaren Körperschaften, Anstalten und Stiftungen des öffentlichen Rechts werden die Aufgaben und Befugnisse der Aufsichtsbehörde vom zuständigen Bundesministerium oder

den von ihm bestimmten Stellen wahrgenommen; das Gleiche gilt für die Befugnisse nach § 15 Abs. 1 und 2.

(4) Die Aufsichtsbehörde kann vom Arbeitgeber die für die Durchführung dieses Gesetzes und der aufgrund dieses Gesetzes erlassenen Rechtsverordnungen erforderlichen Auskünfte verlangen. Sie kann ferner vom Arbeitgeber verlangen, die Arbeitszeitnachweise und Tarifverträge oder Betriebs- oder Dienstvereinbarungen im Sinne des § 7 Abs. 1 bis 3, §§ 12 und 21a Abs. 6 vorzulegen oder zur Einsicht einzusenden.

(5) Die Beauftragten der Aufsichtsbehörde sind berechtigt, die Arbeitsstätten während der Betriebs- und Arbeitszeit zu betreten und zu besichtigen; außerhalb dieser Zeit oder wenn sich die Arbeitsstätten in einer Wohnung befinden, dürfen sie ohne Einverständnis des Inhabers nur zur Verhütung von dringenden Gefahren für die öffentliche Sicherheit und Ordnung betreten und besichtigt werden. Der Arbeitgeber hat das Betreten und Besichtigen der Arbeitsstätten zu gestatten. Das Grundrecht der Unverletzlichkeit der Wohnung (Artikel 13 des Grundgesetzes) wird insoweit eingeschränkt.

(6) Der zur Auskunft Verpflichtete kann die Auskunft auf solche Fragen verweigern, deren Beantwortung ihn selbst oder einen der in § 383 Abs. 1 Nr. 1 bis 3 der Zivilprozessordnung bezeichneten Angehörigen der Gefahr strafgerichtlicher Verfolgung oder eines Verfahrens nach dem Gesetz über Ordnungswidrigkeiten aussetzen würde.

SECHSTER ABSCHNITT
Sonderregelungen

§ 18
Nichtanwendung des Gesetzes

(1) Dieses Gesetz ist nicht anzuwenden auf
1. leitende Angestellte im Sinne des § 5 Abs. 3 des Betriebsverfassungsgesetzes sowie Chefärzte,
2. Leiter von öffentlichen Dienststellen und deren Vertreter sowie Arbeitnehmer im öffentlichen Dienst, die zu selbstständigen Entscheidungen in Personalangelegenheiten befugt sind,
3. Arbeitnehmer, die in häuslicher Gemeinschaft mit den ihnen anvertrauten Personen zusammenleben und sie eigenverantwortlich erziehen, pflegen oder betreuen,
4. den liturgischen Bereich der Kirchen und der Religionsgemeinschaften.

(2) Für die Beschäftigung von Personen unter 18 Jahren gilt anstelle dieses Gesetzes das Jugendarbeitsschutzgesetz.

(3) Für die Beschäftigung von Arbeitnehmern auf Kauffahrteischiffen als Besatzungsmitglieder im Sinne des § 3 des Seemannsgesetzes gilt anstelle dieses Gesetzes das Seemannsgesetz.

(4) *(aufgehoben)*

§ 19
Beschäftigung im öffentlichen Dienst

Bei der Wahrnehmung hoheitlicher Aufgaben im öffentlichen Dienst können, soweit keine tarifvertragliche Regelung besteht, durch die zuständige Dienstbehörde die für Beamte geltenden Bestimmungen über die Arbeitszeit auf die Arbeitnehmer übertragen werden; insoweit finden die §§ 3 bis 13 keine Anwendung.

§ 20
Beschäftigung in der Luftfahrt

Für die Beschäftigung von Arbeitnehmern als Besatzungsmitglieder von Luftfahrzeugen gelten anstelle der Vorschriften dieses Gesetzes über Arbeits- und Ruhezeiten die Vorschriften über Flug-, Flugdienst- und Ruhezeiten der Zweiten Durchführungsverordnung zur Betriebsordnung für Luftfahrtgerät in der jeweils geltenden Fassung.

§ 21
Beschäftigung in der Binnenschiffahrt

Die Vorschriften dieses Gesetzes gelten für die Beschäftigung von Fahrpersonal in der Binnenschiffahrt, soweit die Vorschriften über Ruhezeiten der Binnenschiffsuntersuchungsordnung in der jeweils geltenden

Fassung dem nicht entgegenstehen. Sie können durch Tarifvertrag der Eigenart der Binnenschiffahrt angepasst werden.

§ 21a
Beschäftigung im Straßentransport

(1) Für die Beschäftigung von Arbeitnehmern als Fahrer oder Beifahrer bei Straßenverkehrstätigkeiten im Sinne der Verordnung (EG) Nr. 561/2006 des Europäischen Parlaments und des Rates vom 15. März 2006 zur Harmonisierung bestimmter Sozialvorschriften im Straßenverkehr und zur Änderung der Verordnungen (EWG) Nr. 3821/85 und (EG) Nr. 2135/98 des Rates sowie zur Aufhebung der Verordnung (EWG) Nr. 3820/85 des Rates (ABl. EG Nr. L 102 S. 1) oder des Europäischen Übereinkommens über die Arbeit des im internationalen Straßenverkehr beschäftigten Fahrpersonals (AETR) vom 1. Juli 1970 (BGBl. II 1974 S. 1473) in ihren jeweiligen Fassungen gelten die Vorschriften dieses Gesetzes, soweit nicht die folgenden Absätze abweichende Regelungen enthalten. Die Vorschriften der Verordnung (EG) Nr. 561/2006 und des AETR bleiben unberührt.

(2) Eine Woche im Sinne dieser Vorschriften ist der Zeitraum von Montag 0 Uhr bis Sonntag 24 Uhr.

(3) Abweichend von § 2 Abs. 1 ist keine Arbeitszeit:
1. die Zeit, während derer sich ein Arbeitnehmer am Arbeitsplatz bereithalten muss, um seine Tätigkeit aufzunehmen,
2. die Zeit, während derer sich ein Arbeitnehmer bereithalten muss, um seine Tätigkeit auf Anweisung aufnehmen zu können, ohne sich an seinem Arbeitsplatz aufhalten zu müssen;
3. für Arbeitnehmer, die sich beim Fahren abwechseln, die während der Fahrt neben dem Fahrer oder in einer Schlafkabine verbrachte Zeit.

Für die Zeiten nach Satz 1 Nr. 1 und 2 gilt dies nur, wenn der Zeitraum und dessen voraussichtliche Dauer im Voraus, spätestens unmittelbar vor Beginn des betreffenden Zeitraums bekannt ist. Die in Satz 1

genannten Zeiten sind keine Ruhezeiten. Die in Satz 1 Nr. 1 und 2 genannten Zeiten sind keine Ruhepausen.

(4) Die Arbeitszeit darf 48 Stunden wöchentlich nicht überschreiten. Sie kann auf bis zu 60 Stunden verlängert werden, wenn innerhalb von vier Kalendermonaten oder 16 Wochen im Durchschnitt 48 Stunden wöchentlich nicht überschritten werden.

(5) Die Ruhezeiten bestimmen sich nach den Vorschriften der Europäischen Gemeinschaften für Kraftfahrer und Beifahrer sowie nach dem AETR. Dies gilt auch für Auszubildende und Praktikanten.

(6) In einem Tarifvertrag oder aufgrund eines Tarifvertrags in einer Betriebs- oder Dienstvereinbarung kann zugelassen werden,
1. nähere Einzelheiten zu den in Absatz 3 Satz 1 Nr. 1, 2 und Satz 2 genannten Voraussetzungen zu regeln,
2. abweichend von Absatz 4 sowie den §§ 3 und 6 Abs. 2 die Arbeitszeit festzulegen, wenn objektive, technische oder arbeitszeitorganisatorische Gründe vorliegen. Dabei darf die Arbeitszeit 48 Stunden wöchentlich im Durchschnitt von sechs Kalendermonaten nicht überschreiten.

§ 7 Abs. 1 Nr. 2 und Abs. 2a gilt nicht. § 7 Abs. 3 gilt entsprechend.

(7) Der Arbeitgeber ist verpflichtet, die Arbeitszeit der Arbeitnehmer aufzuzeichnen. Die Aufzeichnungen sind mindestens zwei Jahre aufzubewahren. Der Arbeitgeber hat dem Arbeitnehmer auf Verlangen eine Kopie der Aufzeichnungen seiner Arbeitszeit auszuhändigen.

(8) Zur Berechnung der Arbeitszeit fordert der Arbeitgeber den Arbeitnehmer schriftlich auf, ihm eine Aufstellung der bei einem anderen Arbeitgeber geleisteten Arbeitszeit vorzulegen. Der Arbeitnehmer legt diese Angaben schriftlich vor.

SIEBTER ABSCHNITT
Straf- und Bußgeldvorschriften
§ 22
Bußgeldvorschriften

(1) Ordnungswidrig handelt, wer als Arbeitgeber vorsätzlich oder fahrlässig

1. entgegen §§ 3, 6 Abs. 2 oder § 21a Abs. 4, jeweils auch in Verbindung mit § 11 Abs. 2, einen Arbeitnehmer über die Grenzen der Arbeitszeit hinaus beschäftigt,
2. entgegen § 4 Ruhepausen nicht, nicht mit der vorgeschriebenen Mindestdauer oder nicht rechtzeitig gewährt,
3. entgegen § 5 Abs. 1 die Mindestruhezeit nicht gewährt oder entgegen § 5 Abs. 2 die Verkürzung der Ruhezeit durch Verlängerung einer anderen Ruhezeit nicht oder nicht rechtzeitig ausgleicht,
4. einer Rechtsverordnung nach § 8 Satz 1, § 13 Abs. 1 oder 2 oder § 24 zuwiderhandelt, soweit sie für einen bestimmten Tatbestand auf diese Bußgeldvorschrift verweist,
5. entgegen § 9 Abs. 1 einen Arbeitnehmer an Sonn- oder Feiertagen beschäftigt,
6. entgegen § 11 Abs. 1 einen Arbeitnehmer an allen Sonntagen beschäftigt oder entgegen § 11 Abs. 3 einen Ersatzruhetag nicht oder nicht rechtzeitig gewährt,
7. einer vollziehbaren Anordnung nach § 13 Abs. 3 Nr. 2 zuwiderhandelt,
8. entgegen § 16 Abs. 1 die dort bezeichnete Auslage oder den dort bezeichneten Aushang nicht vornimmt,
9. entgegen § 16 Abs. 2 oder § 21a Abs. 7 Aufzeichnungen nicht oder nicht richtig erstellt oder nicht für die vorgeschriebene Dauer aufbewahrt oder
10. entgegen § 17 Abs. 4 eine Auskunft nicht, nicht richtig oder nicht vollständig erteilt, Unterlagen nicht oder nicht vollständig vorlegt oder nicht einsendet oder entgegen § 17 Abs. 5 Satz 2 eine Maßnahme nicht gestattet.

(2) Die Ordnungswidrigkeit kann in den Fällen des Absatzes 1 Nr. 1 bis 7, 9 und 10 mit einer Geldbuße bis zu fünfzehntausend Euro, in den Fällen des Absatzes 1 Nr. 8 mit einer Geldbuße bis zu zweitausendfünfhundert Euro geahndet werden.

§ 23
Strafvorschriften

(1) Wer eine der in § 22 Abs. 1 Nr. 1 bis 3, 5 bis 7 bezeichneten Handlungen
1. vorsätzlich begeht und dadurch Gesundheit oder Arbeitskraft eines Arbeitnehmers gefährdet oder
2. beharrlich wiederholt,
wird mit Freiheitsstrafe bis zu einem Jahr oder mit Geldstrafe bestraft.

(2) Wer in den Fällen des Absatzes 1 Nr. 1 die Gefahr fahrlässig verursacht, wird mit Freiheitsstrafe bis zu sechs Monaten oder mit Geldstrafe bis zu 180 Tagessätzen bestraft.

ACHTER ABSCHNITT
Schlussvorschriften

§ 24
Umsetzung von zwischenstaatlichen Vereinbarungen und Rechtsakten der EG

Die Bundesregierung kann mit Zustimmung des Bundesrates zur Erfüllung von Verpflichtungen aus zwischenstaatlichen Vereinbarungen oder zur Umsetzung von Rechtsakten des Rates oder der Kommission der Europäischen Gemeinschaften, die Sachbereiche dieses Gesetzes betreffen, Rechtsverordnungen nach diesem Gesetz erlassen.

§ 25
Übergangsregelung für Tarifverträge

Enthält ein am 1. Januar 2004 bestehender oder nachwirkender Tarifvertrag abweichende Regelungen nach § 7 Abs. 1 oder 2 oder § 12 Satz 1, die den in diesen Vorschriften festgelegten Höchstrahmen überschreiten, bleiben diese tarifvertraglichen Bestimmungen bis zum 31. Dezember 2006 unberührt. Tarifverträgen nach Satz 1 stehen durch Tarifvertrag zugelassene Betriebsvereinbarungen sowie Regelungen nach § 7 Abs. 4 gleich.

Gesetz zum Schutze der arbeitenden Jugend (Jugendarbeitsschutzgesetz – JArbSchG)

Vom 12. April 1976 (BGBl. I S. 965), zuletzt geändert durch Art. 15 des G vom 7. Dezember 2011 (BGBl. I S. 2592)

– Auszug –

ERSTER ABSCHNITT
Allgemeine Vorschriften

§ 1
Geltungsbereich

(1) Dieses Gesetz gilt für die Beschäftigung von Personen, die noch nicht 18 Jahre alt sind,

1. in der Berufsausbildung,
2. als Arbeitnehmer oder Heimarbeiter,
3. mit sonstigen Dienstleistungen, die der Arbeitsleistung von Arbeitnehmern oder Heimarbeitern ähnlich sind,
4. in einem der Berufsausbildung ähnlichen Ausbildungsverhältnis.

(2) Dieses Gesetz gilt nicht

1. für geringfügige Hilfeleistungen, soweit sie gelegentlich
   a) aus Gefälligkeit,
   b) aufgrund familienrechtlicher Vorschriften,
   c) in Einrichtungen der Jugendhilfe,
   d) in Einrichtungen zur Eingliederung Behinderter

   erbracht werden,
2. für die Beschäftigung durch die Personensorgeberechtigten im Familienhaushalt.

§ 2
Kind, Jugendlicher

(1) Kind im Sinne dieses Gesetzes ist, wer noch nicht 15 Jahre alt ist.

(2) Jugendlicher im Sinne dieses Gesetzes ist, wer 15, aber noch nicht 18 Jahre alt ist.

(3) Auf Jugendliche, die der Vollzeitschulpflicht unterliegen, finden die für Kinder geltenden Vorschriften Anwendung.

§ 3
Arbeitgeber

Arbeitgeber im Sinne dieses Gesetzes ist, wer ein Kind oder einen Jugendlichen gemäß § 1 beschäftigt.

§ 4
Arbeitszeit

(1) Tägliche Arbeitszeit ist die Zeit vom Beginn bis zum Ende der täglichen Beschäftigung ohne die Ruhepausen (§ 11).

(2) Schichtzeit ist die tägliche Arbeitszeit unter Hinzurechnung der Ruhepausen (§ 11).

(3) Im Bergbau unter Tage gilt die Schichtzeit als Arbeitszeit. Sie wird gerechnet vom Betreten des Förderkorbes bei der Einfahrt bis zum Verlassen des Förderkorbes bei der Ausfahrt oder vom Eintritt des einzelnen Beschäftigten am Stollenmundloch bis zu seinem Wiederaustritt.

(4) Für die Berechnung der wöchentlichen Arbeitszeit ist als Woche die Zeit von Montag bis einschließlich Sonntag zugrunde zu legen. Die Arbeitszeit, die an einem Werktag infolge eines gesetzlichen Feiertags ausfällt, wird auf die wöchentliche Arbeitszeit angerechnet.

(5) Wird ein Kind oder ein Jugendlicher von mehreren Arbeitgebern beschäftigt, so werden die Arbeits- und Schichtzeiten sowie die Arbeitstage zusammengerechnet.

ZWEITER ABSCHNITT
Beschäftigung von Kindern

§ 5
Verbot der Beschäftigung von Kindern

(1) Die Beschäftigung von Kindern (§ 2 Abs. 1) ist verboten.

(2) Das Verbot des Absatzes 1 gilt nicht für die Beschäftigung von Kindern

1. zum Zwecke der Beschäftigungs- und Arbeitstherapie,
2. im Rahmen des Betriebspraktikums während der Vollzeitschulpflicht,
3. in Erfüllung einer richterlichen Weisung.

Auf die Beschäftigung finden § 7 Satz 1 Nr. 2 und die §§ 9 bis 46 entsprechende Anwendung.

(3) Das Verbot des Absatzes 1 gilt ferner nicht für die Beschäftigung von Kindern über 13 Jahre mit Einwilligung des Personensorgeberechtigten, soweit die Beschäftigung leicht und für Kinder geeignet ist. Die Beschäftigung ist leicht, wenn sie aufgrund ihrer Beschaffenheit und der besonderen Bedingungen, unter denen sie ausgeführt wird,

1. die Sicherheit, Gesundheit und Entwicklung der Kinder,
2. ihren Schulbesuch, ihre Beteiligung an Maßnahmen zur Berufswahlvorbereitung oder Berufsausbildung, die von der zuständigen Stelle anerkannt sind, und
3. ihre Fähigkeit, dem Unterricht mit Nutzen zu folgen,

nicht nachteilig beeinflusst. Die Kinder dürfen nicht mehr als zwei Stunden täglich, in landwirtschaftlichen Familienbetrieben nicht mehr als drei Stunden täglich, nicht zwischen 18 und 8 Uhr, nicht vor dem Schulunterricht und nicht während des Schulunterrichts beschäftigt werden. Auf die Beschäftigung finden die §§ 15 bis 31 entsprechendeAnwendung.

(4) Das Verbot des Absatzes 1 gilt ferner nicht für die Beschäftigung von Jugendlichen (§ 2 Abs. 3) während der Schulferien für höchstens vier Wochen im Kalenderjahr. Auf die Beschäftigung finden die §§ 8 bis 31 entsprechende Anwendung.

(4a) Die Bundesregierung hat durch Rechtsverordnung mit Zustimmung des Bundesrates die Beschäftigung nach Absatz 3 näher zu bestimmen.

(4b) Der Arbeitgeber unterrichtet die Personensorgeberechtigten der von ihm beschäftigten Kinder über mögliche Gefahren sowie über alle zu ihrer Sicherheit und ihrem Gesundheitsschutz getroffenen Maßnahmen.

(5) Für Veranstaltungen kann die Aufsichtsbehörde Ausnahmen gemäß § 6 bewilligen.

§ 6
Behördliche Ausnahmen für Veranstaltungen

(1) Die Aufsichtsbehörde kann auf Antrag bewilligen, dass

1. bei Theatervorstellungen Kinder über sechs Jahre bis zu vier Stunden täglich in der Zeit von 10 bis 23 Uhr,
2. bei Musikaufführungen und anderen Aufführungen, bei Werbeveranstaltungen sowie bei Aufnahmen im Rundfunk (Hörfunk und Fernsehen), auf Ton- und Bildträger sowie bei Film- und Fotoaufnahmen

   a) Kinder über drei bis sechs Jahre bis zu zwei Stunden täglich in der Zeit von 8 bis 17 Uhr,

   b) Kinder über sechs Jahren bis zu drei Stunden täglich in der Zeit von 8 bis 22 Uhr

gestaltend mitwirken und an den erforderlichen Proben teilnehmen. Eine Ausnahme darf nicht bewilligt werden für die Mitwirkung in Kabaretts, Tanzlokalen und ähnlichen Betrieben sowie auf Vergnügungsparks, Kirmessen, Jahrmärkten und bei ähnlichen Veranstaltungen, Schaustellungen oder Darbietungen.

(2) Die Aufsichtsbehörde darf nach Anhörung des zuständigen Jugendamtes die Beschäftigung nur bewilligen, wenn

1. die Personensorgeberechtigten in die Beschäftigung schriftlich eingewilligt haben,
2. der Aufsichtsbehörde eine nicht länger als vor drei Monaten ausgestellte ärztliche Bescheinigung vorgelegt wird, nach der gesundheitliche Bedenken gegen die Beschäftigung nicht bestehen,
3. die erforderlichen Vorkehrungen und Maßnahmen zum Schutze des Kindes

gegen Gefahren für Leben und Gesundheit sowie zur Vermeidung einer Beeinträchtigung der körperlichen oder seelisch-geistigen Entwicklung getroffen sind,

4. Betreuung und Beaufsichtigung des Kindes bei der Beschäftigung sichergestellt sind,

5. nach Beendigung der Beschäftigung eine ununterbrochene Freizeit von mindestens 14 Stunden eingehalten wird,

6. das Fortkommen in der Schule nicht beeinträchtigt wird.

(3) Die Aufsichtsbehörde bestimmt,

1. wie lange, zu welcher Zeit und an welchem Tage das Kind beschäftigt werden darf,

2. Dauer und Lage der Ruhepausen,

3. die Höchstdauer des täglichen Aufenthalts an der Beschäftigungsstätte.

(4) Die Entscheidung der Aufsichtsbehörde ist dem Arbeitgeber schriftlich bekannt zu geben. Er darf das Kind erst nach Empfang des Bewilligungsbescheides beschäftigen.

§ 7
Beschäftigung von nicht vollzeitschulpflichtigen Kindern

Kinder, die der Vollzeitschulpflicht nicht mehr unterliegen, dürfen

1. im Berufsausbildungsverhältnis,

2. außerhalb eines Berufsausbildungsverhältnisses nur mit leichten und für sie geeigneten Tätigkeiten bis zu sieben Stunden täglich und 35 Stunden wöchentlich

beschäftigt werden. Auf die Beschäftigung finden die §§ 8 bis 46 entsprechende Anwendung.

DRITTER ABSCHNITT
Beschäftigung Jugendlicher
ERSTER TITEL
Arbeitszeit und Freizeit

§ 8
Dauer der Arbeitszeit

(1) Jugendliche dürfen nicht mehr als acht Stunden täglich und nicht mehr als 40 Stunden wöchentlich beschäftigt werden.

(2) Wenn in Verbindung mit Feiertagen an Werktagen nicht gearbeitet wird, damit die Beschäftigten eine längere zusammenhängende Freizeit haben, so darf die ausfallende Arbeitszeit auf die Werktage von fünf zusammenhängenden, die Ausfalltage einschließenden Wochen nur dergestalt verteilt werden, dass die Wochenarbeitszeit im Durchschnitt dieser fünf Wochen 40 Stunden nicht überschreitet. Die tägliche Arbeitszeit darf hierbei achteinhalb Stunden nicht überschreiten.

(2a) Wenn an einzelnen Werktagen die Arbeitszeit auf weniger als acht Stunden verkürzt ist, können Jugendliche an den übrigen Werktagen derselben Woche achteinhalb Stunden beschäftigt werden.

(3) In der Landwirtschaft dürfen Jugendliche über 16 Jahre während der Erntezeit nicht mehr als neun Stunden täglich und nicht mehr als 85 Stunden in der Doppelwoche beschäftigt werden.

§ 9
Berufsschule

(1) Der Arbeitgeber hat den Jugendlichen für die Teilnahme am Berufsschulunterricht freizustellen. Er darf den Jugendlichen nicht beschäftigen

1. vor einem vor 9 Uhr beginnenden Unterricht; dies gilt auch für Personen, die über 18 Jahre alt und noch berufsschulpflichtig sind,

2. an einem Berufsschultag mit mehr als fünf Unterrichtsstunden von mindestens je 45 Minuten, einmal in der Woche,

3. in Berufsschulwochen mit einem planmäßigen Blockunterricht von mindestens 25 Stunden an mindestens fünf Tagen; zusätzliche betriebliche Ausbildungsveranstaltungen bis zu zwei Stunden wöchentlich sind zulässig.

(2) Auf die Arbeitszeit werden angerechnet

1. Berufsschultage nach Absatz 1 Nr. 2 mit acht Stunden,

2. Berufsschulwochen nach Absatz 1 Nr. 3 mit 40 Stunden,

3. im Übrigen die Unterrichtszeit einschließlich der Pausen.

(3) Ein Entgeltausfall darf durch den Besuch der Berufsschule nicht eintreten.

(4) *(aufgehoben)*

§ 10
Prüfungen und außerbetriebliche Ausbildungsmaßnahmen

(1) Der Arbeitgeber hat den Jugendlichen
1. für die Teilnahme an Prüfungen und Ausbildungsmaßnahmen, die aufgrund öffentlich-rechtlicher oder vertraglicher Bestimmungen außerhalb der Ausbildungsstätte durchzuführen sind,
2. an dem Arbeitstag, der der schriftlichen Abschlussprüfung unmittelbar vorangeht,

freizustellen.

(2) Auf die Arbeitszeit werden angerechnet
1. die Freistellung nach Absatz 1 Nr. 1 mit der Zeit der Teilnahme einschließlich der Pausen,
2. die Freistellung nach Absatz 1 Nr. 2 mit acht Stunden.

Ein Entgeltausfall darf nicht eintreten.

§ 11
Ruhepausen, Aufenthaltsräume

(1) Jugendlichen müssen im voraus feststehende Ruhepausen von angemessener Dauer gewährt werden. Die Ruhepausen müssen mindestens betragen
1. 30 Minuten bei einer Arbeitszeit von mehr als viereinhalb bis zu sechs Stunden,
2. 60 Minuten bei einer Arbeitszeit von mehr als sechs Stunden.

Als Ruhepause gilt nur eine Arbeitsunterbrechung von mindestens 15 Minuten.

(2) Die Ruhepausen müssen in angemessener zeitlicher Lage gewährt werden, frühestens eine Stunde nach Beginn und spätestens eine Stunde vor Ende der Arbeitszeit. Länger als viereinhalb Stunden hintereinander dürfen Jugendliche nicht ohne Ruhepause beschäftigt werden.

(3) Der Aufenthalt während der Ruhepausen in Arbeitsräumen darf den Jugendlichen nur gestattet werden, wenn die Arbeit in diesen Räumen während dieser Zeit eingestellt ist und auch sonst die notwendige Erholung nicht beeinträchtigt wird.

(4) Absatz 3 gilt nicht für den Bergbau unter Tage.

§ 12
Schichtzeit

Bei der Beschäftigung Jugendlicher darf die Schichtzeit (§ 4 Abs. 2) zehn Stunden, im Bergbau unter Tage acht Stunden, im Gaststättengewerbe, in der Landwirtschaft, in der Tierhaltung, auf Bau- und Montagestellen elf Stunden nicht überschreiten.

§ 13
Tägliche Freizeit

Nach Beendigung der täglichen Arbeitszeit dürfen Jugendliche nicht vor Ablauf einer ununterbrochenen Freizeit von mindestens 12 Stunden beschäftigt werden.

§ 14
Nachtruhe

(1) Jugendliche dürfen nur in der Zeit von 6 bis 20 Uhr beschäftigt werden.

(2) Jugendliche über 16 Jahre dürfen
1. im Gaststätten- und Schaustellergewerbe bis 22 Uhr,
2. in mehrschichtigen Betrieben bis 23 Uhr,
3. in der Landwirtschaft ab 5 Uhr oder bis 21 Uhr,
4. in Bäckereien und Konditoreien ab 5 Uhr

beschäftigt werden.

(3) Jugendliche über 17 Jahre dürfen in Bäckereien ab 4 Uhr beschäftigt werden.

(4) An dem einem Berufsschultag unmittelbar vorangehenden Tag dürfen Jugendliche auch nach Absatz 2 Nr. 1 bis 3 nicht nach 20 Uhr beschäftigt werden, wenn der Berufsschulunterricht am Berufsschultag vor 9 Uhr beginnt.

(5) Nach vorheriger Anzeige an die Aufsichtsbehörde dürfen in Betrieben, in denen die übliche Arbeitszeit aus verkehrstechnischen Gründen nach 20 Uhr endet, Jugendliche bis 21 Uhr beschäftigt werden, soweit sie hierdurch unnötige Wartezeiten vermeiden können. Nach vorheriger Anzeige an die Aufsichtsbehörde dürfen ferner in mehrschichtigen Betrieben Jugendliche über 16 Jahre ab 5.30 Uhr oder bis 23.30 Uhr beschäftigt werden, soweit sie hierdurch unnötige Wartezeiten vermeiden können.

(6) Jugendliche dürfen in Betrieben, in denen die Beschäftigten in außergewöhnlichem Grade der Einwirkung von Hitze ausgesetzt sind, in der warmen Jahreszeit ab 5 Uhr beschäftigt werden. Die Jugendlichen sind berechtigt, sich vor Beginn der Beschäftigung und danach in regelmäßigen Zeitabständen arbeitsmedizinisch untersuchen zu lassen. Die Kosten der Untersuchungen hat der Arbeitgeber zu tragen, sofern er diese nicht kostenlos durch einen Betriebsarzt oder einen überbetrieblichen Dienst von Betriebsärzten anbietet.

(7) Jugendliche dürfen bei Musikaufführungen, Theatervorstellungen und anderen Aufführungen, bei Aufnahmen im Rundfunk (Hörfunk und Fernsehen), auf Ton- und Bildträger sowie bei Film- und Fotoaufnahmen bis 23 Uhr gestaltend mitwirken. Eine Mitwirkung ist nicht zulässig bei Veranstaltungen, Schaustellungen oder Darbietungen, bei denen die Anwesenheit Jugendlicher nach den Vorschriften des Jugendschutzgesetzes verboten ist. Nach Beendigung der Tätigkeit dürfen Jugendliche nicht vor Ablauf einer ununterbrochenen Freizeit von mindestens 14 Stunden beschäftigt werden.

§ 15
Fünf-Tage-Woche

Jugendliche dürfen nur an fünf Tagen in der Woche beschäftigt werden. Die beiden wöchentlichen Ruhetage sollen nach Möglichkeit aufeinander folgen.

§ 16
Samstagsruhe

(1) An Samstagen dürfen Jugendliche nicht beschäftigt werden.

(2) Zulässig ist die Beschäftigung Jugendlicher an Samstagen nur

1. in Krankenanstalten sowie in Alten-, Pflege- und Kinderheimen,
2. in offenen Verkaufstellen, in Betrieben mit offenen Verkaufstellen, in Bäckereien und Konditoreien, im Friseurhandwerk und im Marktverkehr,
3. im Verkehrswesen,
4. in der Landwirtschaft und Tierhaltung,
5. im Familienhaushalt,
6. im Gaststätten- und Schaustellergewerbe,
7. bei Musikaufführungen, Theatervorstellungen und anderen Aufführungen, bei Aufnahmen im Rundfunk (Hörfunk und Fernsehen), auf Ton- und Bildträger sowie bei Film- und Fotoaufnahmen,
8. bei außerbetrieblichen Ausbildungsmaßnahmen,
9. beim Sport,
10. im ärztlichen Notdienst,
11. in Reparaturwerkstätten für Kraftfahrzeuge.

Mindestens zwei Samstage im Monat sollen beschäftigungsfrei bleiben.

(3) Werden Jugendliche am Samstag beschäftigt, ist ihnen die Fünf-Tage-Woche (§ 15) durch Freistellung an einem anderen berufsschulfreien Arbeitstag derselben Woche sicherzustellen. In Betrieben mit einem Betriebsruhetag in der Woche kann die Freistellung auch an diesem Tage erfolgen, wenn die Jugendlichen an diesem Tage keinen Berufsschulunterricht haben.

(4) Können Jugendliche in den Fällen des Absatzes 2 Nr. 2 am Samstag nicht acht Stunden beschäftigt werden, kann der Unterschied zwischen der tatsächlichen und der nach § 8 Abs. 1 höchstzulässigen Arbeitszeit an dem Tage bis 13 Uhr ausgeglichen werden, an dem die Jugendlichen nach Absatz 3 Satz 1 freizustellen sind.

§ 17
Sonntagsruhe

(1) An Sonntagen dürfen Jugendliche nicht beschäftigt werden.

(2) Zulässig ist die Beschäftigung Jugendlicher an Sonntagen nur

1. in Krankenanstalten sowie in Alten-, Pflege- und Kinderheimen,
2. in der Landwirtschaft und Tierhaltung mit Arbeiten, die auch an Sonn- und Feiertagen naturnotwendig vorgenommen werden müssen,
3. im Familienhaushalt, wenn der Jugendliche in die häusliche Gemeinschaft aufgenommen ist,
4. im Schaustellergewerbe,
5. bei Musikaufführungen, Theatervorstellungen und anderen Aufführungen sowie bei Direktsendungen im Rundfunk (Hörfunk und Fernsehen),
6. beim Sport,
7. im ärztlichen Notdienst,
8. im Gaststättengewerbe.

Jeder zweite Sonntag soll, mindestens zwei Sonntage im Monat müssen beschäftigungsfrei bleiben.

(3) Werden Jugendliche am Sonntag beschäftigt, ist ihnen die Fünf-Tage-Woche (§ 15) durch Freistellung an einem anderen berufsschulfreien Arbeitstag derselben Woche sicherzustellen. In Betrieben mit einem Betriebsruhetag in der Woche kann die Freistellung auch an diesem Tage erfolgen, wenn die Jugendlichen an diesem Tage keinen Berufsschulunterricht haben.

§ 18
Feiertagsruhe

(1) Am 24. und 31. Dezember nach 14 Uhr und an gesetzlichen Feiertagen dürfen Jugendliche nicht beschäftigt werden.

(2) Zulässig ist die Beschäftigung Jugendlicher an gesetzlichen Feiertagen in den Fällen des § 17 Abs. 2, ausgenommen am 25. Dezember, am 1. Januar, am ersten Osterfeiertag und am 1. Mai.

(3) Für die Beschäftigung an einem gesetzlichen Feiertag, der auf einen Werktag fällt, ist der Jugendliche an einem anderen berufsschulfreien Arbeitstag derselben oder der folgenden Woche freizustellen. In Betrieben mit einem Betriebsruhetag in der Woche kann die Freistellung auch an diesem Tage erfolgen, wenn die Jugendlichen an diesem Tage keinen Berufsschulunterricht haben.

§ 19
Urlaub

(1) Der Arbeitgeber hat Jugendlichen für jedes Kalenderjahr einen bezahlten Erholungsurlaub zu gewähren.

(2) Der Urlaub beträgt jährlich
1. mindestens 30 Werktage, wenn der Jugendliche zu Beginn des Kalenderjahres noch nicht 16 Jahre alt ist,
2. mindestens 27 Werktage, wenn der Jugendliche zu Beginn des Kalenderjahres noch nicht 17 Jahre alt ist,
3. mindestens 25 Werktage, wenn der Jugendliche zu Beginn des Kalenderjahres noch nicht 18 Jahre alt ist.

Jugendliche, die im Bergbau unter Tage beschäftigt werden, erhalten in jeder Altersgruppe einen zusätzlichen Urlaub von drei Werktagen.

(3) Der Urlaub soll Berufsschülern in der Zeit der Berufsschulferien gegeben werden. Soweit er nicht in den Berufsschulferien gegeben wird, ist für jeden Berufsschultag, an dem die Berufsschule während des Urlaubs besucht wird, ein weiterer Urlaubstag zu gewähren.

(4) Im Übrigen gelten für den Urlaub der Jugendlichen § 3 Abs. 2, §§ 4 bis 12 und § 13 Abs. 3 des Bundesurlaubsgesetzes. Der Auftraggeber oder Zwischenmeister hat jedoch abweichend von § 12 Nr. 1 des Bundesurlaubsgesetzes den jugendlichen Heimarbeitern für jedes Kalenderjahr einen bezahlten Erholungsurlaub entsprechend Absatz 2 zu gewähren; das Urlaubsentgelt der jugendlichen Heimarbeiter beträgt bei einem Urlaub von 30 Werktagen 11,6 vom Hundert, bei einem Urlaub von 27 Werktagen 10,3 vom Hundert und bei einem Urlaub von 25 Werktagen 9,5 vom Hundert.

§ 20
Binnenschiffahrt

In der Binnenschiffahrt gelten folgende Abweichungen:
1. Abweichend von § 12 darf die Schichtzeit Jugendlicher über 16 Jahre während der Fahrt bis auf 14 Stunden täglich ausgedehnt werden, wenn ihre

Arbeitszeit sechs Stunden täglich nicht überschreitet. Ihre tägliche Freizeit kann abweichend von § 13 der Ausdehnung der Schichtzeit entsprechend bis auf 10 Stunden verkürzt werden.

2. Abweichend von § 14 Abs. 1 dürfen Jugendliche über 16 Jahre während der Fahrt bis 22 Uhr beschäftigt werden.

3. Abweichend von §§ 15, 16 Abs. 1, § 17 Abs. 1 und § 18 Abs. 1 dürfen Jugendliche an jedem Tag der Woche beschäftigt werden, jedoch nicht am 24. Dezember, an den Weihnachtsfeiertagen, am 31. Dezember, am 1. Januar, an den Osterfeiertagen und am 1. Mai. Für die Beschäftigung an einem Samstag, Sonntag und an einem gesetzlichen Feiertag, der auf einen Werktag fällt, ist ihnen je ein freier Tag zu gewähren. Diese freien Tage sind den Jugendlichen in Verbindung mit anderen freien Tagen zu gewähren, spätestens, wenn ihnen zehn freie Tage zustehen.

§ 21
Ausnahmen in besonderen Fällen

(1) Die §§ 8 und 11 bis 18 finden keine Anwendung auf die Beschäftigung Jugendlicher mit vorübergehenden und unaufschiebbaren Arbeiten in Notfällen, soweit erwachsene Beschäftigte nicht zur Verfügung stehen.

(2) Wird in den Fällen des Absatzes 1 über die Arbeitszeit des § 8 hinaus Mehrarbeit geleistet, so ist sie durch entsprechende Verkürzung der Arbeitszeit innerhalb der folgenden drei Wochen auszugleichen.

(3) (aufgehoben)

§ 21a
Abweichende Regelungen

(1) In einem Tarifvertrag oder aufgrund eines Tarifvertrages in einer Betriebsvereinbarung kann zugelassen werden

1. abweichend von den §§ 8, 15, 16 Abs. 3 und 4, § 17 Abs. 3 und § 18 Abs. 3 die Arbeitszeit bis zu neun Stunden täglich, 44 Stunden wöchentlich und bis zu fünfeinhalb Tagen in der Woche anders zu verteilen, jedoch nur unter Einhaltung einer durchschnittlichen Wochenarbeitszeit von 40 Stunden in einem Ausgleichszeitraum von zwei Monaten,

2. abweichend von § 11 Abs. 1 Satz 2 Nr. 2 und Abs. 2 die Ruhepausen bis zu 15 Minuten zu kürzen und die Lage der Pausen anders zu bestimmen,

3. abweichend von § 12 die Schichtzeit mit Ausnahme des Bergbaus unter Tage bis zu einer Stunde täglich zu verlängern,

4. abweichend von § 16 Abs. 1 und 2 Jugendliche an 26 Samstagen im Jahr oder an jedem Samstag zu beschäftigen, wenn stattdessen der Jugendliche an einem anderen Werktag derselben Woche von der Beschäftigung freigestellt wird,

5. abweichend von den §§ 15, 16, Abs. 3 und 4, § 17 Abs. 3 und § 18 Abs. 3 Jugendliche bei einer Beschäftigung an einem Samstag oder an einem Sonn- oder Feiertag unter vier Stunden an einem anderen Arbeitstag derselben oder der folgenden Woche vor- oder nachmittags von der Beschäftigung freizustellen,

6. abweichend von § 17 Abs. 2 Satz 2 Jugendliche im Gaststätten- und Schaustellergewerbe sowie in der Landwirtschaft während der Saison oder der Erntezeit an drei Sonntagen im Monat zu beschäftigen.

(2) Im Geltungsbereich eines Tarifvertrages nach Absatz 1 kann die abweichende tarifvertragliche Regelung im Betrieb eines nicht tarifgebundenen Arbeitgebers durch Betriebsvereinbarung oder, wenn ein Betriebsrat nicht besteht, durch schriftliche Vereinbarung zwischen dem Arbeitgeber und dem Jugendlichen übernommen werden.

(3) Die Kirchen und die öffentlich-rechtlichen Religionsgesellschaften können die in Absatz 1 genannten Abweichungen in ihren Regelungen vorsehen.

§ 21b
Ermächtigung

Das Bundesministerium für Arbeit und Soziales kann im Interesse der Berufsausbildung oder der Zusammenarbeit von Jugendlichen und Erwachsenen durch Rechtsverordnung mit Zustimmung des Bundesrates Ausnahmen von den Vorschriften

1. des § 8, der §§ 11 und 12, der §§ 15 und 16, des § 17 Abs. 2 und 3 sowie des § 18 Abs. 3 im Rahmen des § 21a Abs. 1,
2. des § 14, jedoch nicht vor 5 Uhr und nicht nach 23 Uhr, sowie
3. des § 17 Abs. 1 und des § 18 Abs. 1 an höchstens 26 Sonn- und Feiertagen im Jahr

zulassen, soweit eine Beeinträchtigung der Gesundheit oder der körperlichen oder seelisch-geistigen Entwicklung der Jugendlichen nicht zu befürchten ist.

ZWEITER TITEL
Beschäftigungsverbote und -beschränkungen

§ 22
Gefährliche Arbeiten

(1) Jugendliche dürfen nicht beschäftigt werden

1. mit Arbeiten, die ihre physische oder psychische Leistungsfähigkeit übersteigen,
2. mit Arbeiten, bei denen sie sittlichen Gefahren ausgesetzt sind,
3. mit Arbeiten, die mit Unfallgefahren verbunden sind, von denen anzunehmen ist, dass Jugendliche sie wegen mangelnden Sicherheitsbewusstseins oder mangelnder Erfahrung nicht erkennen oder nicht abwenden können,
4. mit Arbeiten, bei denen ihre Gesundheit durch außergewöhnliche Hitze oder Kälte oder starke Nässe gefährdet wird,
5. mit Arbeiten, bei denen sie schädlichen Einwirkungen von Lärm, Erschütterungen oder Strahlen ausgesetzt sind,
6. mit Arbeiten, bei denen sie schädlichen Einwirkungen von Gefahrstoffen im Sinne des Chemikaliengesetzes ausgesetzt sind,
7. mit Arbeiten, bei denen sie schädlichen Einwirkungen von biologischen Arbeitsstoffen im Sinne der Richtlinie 90/679/EWG des Rates vom 26. November 1990 zum Schutze der Arbeitnehmer gegen Gefährdung durch biologische Arbeitsstoffe bei der Arbeit ausgesetzt sind.

(2) Absatz 1 Nr. 3 bis 7 gilt nicht für die Beschäftigung Jugendlicher, soweit

1. dies zur Erreichung ihres Ausbildungszieles erforderlich ist,
2. ihr Schutz durch die Aufsicht eines Fachkundigen gewährleistet ist und
3. der Luftgrenzwert bei gefährlichen Stoffen (Absatz 1 Nr. 6) unterschritten wird.

Satz 1 findet keine Anwendung auf den absichtlichen Umgang mit biologischen Arbeitsstoffen der Gruppen 3 und 4 im Sinne der Richtlinie 90/679/EWG des Rates vom 26. November 1990 zum Schutze der Arbeitnehmer gegen Gefährdung durch biologische Arbeitsstoffe bei der Arbeit.

(3) Werden Jugendliche in einem Betrieb beschäftigt, für den ein Betriebsarzt oder eine Fachkraft für Arbeitssicherheit verpflichtet ist, muss ihre betriebsärztliche oder sicherheitstechnische Betreuung sichergestellt sein.

§ 23
Akkordarbeit; tempoabhängige Arbeiten

(1) Jugendliche dürfen nicht beschäftigt werden

1. mit Akkordarbeit und sonstigen Arbeiten, bei denen durch ein gesteigertes Arbeitstempo ein höheres Entgelt erzielt werden kann,
2. in einer Arbeitsgruppe mit erwachsenen Arbeitnehmern, die mit Arbeiten nach Nummer 1 beschäftigt werden,
3. mit Arbeiten, bei denen ihr Arbeitstempo nicht nur gelegentlich vorgeschrieben, vorgegeben oder auf andere Weise erzwungen wird.

(2) Absatz 1 Nr. 2 gilt nicht für die Beschäftigung Jugendlicher,

1. soweit dies zur Erreichung ihres Ausbildungszieles erforderlich ist oder
2. wenn sie eine Berufsausbildung für diese Beschäftigung abgeschlossen haben

und ihr Schutz durch die Aufsicht eines Fachkundigen gewährleistet ist.

§ 24
Arbeiten unter Tage

(1) Jugendliche dürfen nicht mit Arbeiten unter Tage beschäftigt werden.

(2) Absatz 1 gilt nicht für die Beschäftigung Jugendlicher über 16 Jahre,

1. soweit dies zur Erreichung ihres Ausbildungszieles erforderlich ist,
2. wenn sie eine Berufsausbildung für die Beschäftigung unter Tage abgeschlossen haben oder
3. wenn sie an einer von der Bergbehörde genehmigten Ausbildungsmaßnahme für Bergjungarbeiter teilnehmen oder teilgenommen haben

und ihr Schutz durch die Aufsicht eines Fachkundigen gewährleistet ist.

§ 25
Verbot der Beschäftigung durch bestimmte Personen

(1) Personen, die

1. wegen eines Verbrechens zu einer Freiheitsstrafe von mindestens zwei Jahren,
2. wegen einer vorsätzlichen Straftat, die sie unter Verletzung der ihnen als Arbeitgeber, Ausbildender oder Ausbilder obliegenden Pflichten zum Nachteil von Kindern oder Jugendlichen begangen haben, zu einer Freiheitsstrafe von mehr als drei Monaten,
3. wegen einer Straftat nach den §§ 109h, 171, 174 bis 184g, 225, 232 bis 233a des Strafgesetzbuches,
4. wegen einer Straftat nach dem Betäubungsmittelgesetz oder
5. wegen einer Straftat nach dem Jugendschutzgesetz oder nach dem Gesetz über die Verbreitung jugendgefährdender Schriften wenigstens zweimal

rechtskräftig verurteilt worden sind, dürfen Jugendliche nicht beschäftigen sowie im Rahmen eines Rechtsverhältnisses im Sinne des § 1 nicht beaufsichtigen, nicht anweisen, nicht ausbilden und nicht mit der Beaufsichtigung, Anweisung oder Ausbildung von Jugendlichen beauftragt werden. Eine Verurteilung bleibt außer Betracht, wenn seit dem Tage ihrer Rechtskraft fünf Jahre verstrichen sind. Die Zeit, in welcher der Täter auf behördliche Anordnung in einer Anstalt verwahrt worden ist, wird nicht eingerechnet.

(2) Das Verbot des Absatzes 1 Satz 1 gilt auch für Personen, gegen die wegen einer Ordnungswidrigkeit nach § 58 Abs. 1 bis 4 wenigstens dreimal eine Geldbuße rechtskräftig festgesetzt worden ist. Eine Geldbuße bleibt außer Betracht, wenn seit dem Tage ihrer rechtskräftigen Festsetzung fünf Jahre verstrichen sind.

(3) Das Verbot des Absatzes 1 und 2 gilt nicht für die Beschäftigung durch die Personensorgeberechtigten.

§ 26
Ermächtigungen

Das Bundesministerium für Arbeit und Soziales kann zum Schutze der Jugendlichen gegen Gefahren für Leben und Gesundheit sowie zur Vermeidung einer Beeinträchtigung der körperlichen oder seelisch-geistigen Entwicklung durch Rechtsverordnung mit Zustimmung des Bundesrates

1. die für Kinder, die der Vollzeitschulpflicht nicht mehr unterliegen, geeigneten und leichten Tätigkeiten nach § 7 Satz 1 Nr. 2 und die Arbeiten nach § 22 Abs. 1 und den §§ 23 und 24 näher bestimmen,
2. über die Beschäftigungsverbote in den §§ 22 bis 25 hinaus die Beschäftigung Jugendlicher in bestimmten Betriebsarten oder mit bestimmten Arbeiten verbieten oder beschränken, wenn sie bei diesen Arbeiten infolge ihres Entwicklungsstandes in besonderem Maße Gefahren ausgesetzt sind oder wenn das Verbot oder die Beschränkung der Beschäftigung infolge der technischen Entwicklung oder neuer arbeitsmedi

zinischer oder sicherheitstechnischer Erkenntnisse notwendig ist.

§ 27
Behördliche Anordnungen und Ausnahmen

(1) Die Aufsichtsbehörde kann in Einzelfällen feststellen, ob eine Arbeit unter die Beschäftigungsverbote oder -beschränkungen der §§ 22 bis 24 oder einer Rechtsverordnung nach § 26 fällt. Sie kann in Einzelfällen die Beschäftigung Jugendlicher mit bestimmten Arbeiten über die Beschäftigungsverbote und -beschränkungen der §§ 22 bis 24 und einer Rechtsverordnung nach § 26 hinaus verbieten oder beschränken, wenn diese Arbeiten mit Gefahren für Leben, Gesundheit oder für die körperliche oder seelisch-geistige Entwicklung der Jugendlichen verbunden sind.

(2) Die zuständige Behörde kann

1. den Personen, die die Pflichten, die ihnen kraft Gesetzes zugunsten der von ihnen beschäftigten, beaufsichtigten, angewiesenen oder auszubildenden Kinder und Jugendlichen obliegen, wiederholt oder gröblich verletzt haben,

2. den Personen, gegen die Tatsachen vorliegen, die sie in sittlicher Beziehung zur Beschäftigung, Beaufsichtigung, Anweisung oder Ausbildung von Kindern und Jugendlichen ungeeignet erscheinen lassen,

verbieten, Kinder und Jugendliche zu beschäftigen oder im Rahmen eines Rechtsverhältnisses im Sinne des § 1 zu beaufsichtigen, anzuweisen oder auszubilden.

(3) Die Aufsichtsbehörde kann auf Antrag Ausnahmen von § 23 Abs. 1 Nr. 2 und 3 für Jugendliche über 16 Jahre bewilligen,

1. wenn die Art der Arbeit oder das Arbeitstempo eine Beeinträchtigung der Gesundheit oder der körperlichen oder seelisch-geistigen Entwicklung des Jugendlichen nicht befürchten lassen und

2. wenn eine nicht länger als vor drei Monaten ausgestellte ärztliche Bescheinigung vorgelegt wird, nach der gesundheitliche Bedenken gegen die Beschäftigung nicht bestehen.

DRITTER TITEL
Sonstige Pflichten des Arbeitgebers

§ 28
Menschengerechte Gestaltung der Arbeit

(1) Der Arbeitgeber hat bei der Einrichtung und der Unterhaltung der Arbeitsstätte einschließlich der Maschinen, Werkzeuge und Geräte und bei der Regelung der Beschäftigung die Vorkehrungen und Maßnahmen zu treffen, die zum Schutze der Jugendlichen gegen Gefahren für Leben und Gesundheit sowie zur Vermeidung einer Beeinträchtigung der körperlichen oder seelisch-geistigen Entwicklung der Jugendlichen erforderlich sind. Hierbei sind das mangelnde Sicherheitsbewusstsein, die mangelnde Erfahrung und der Entwicklungsstand der Jugendlichen zu berücksichtigen und die allgemein anerkannten sicherheitstechnischen und arbeitsmedizinischen Regeln sowie die sonstigen gesicherten arbeitswissenschaftlichen Erkenntnisse zu beachten.

(2) Das Bundesministerium für Arbeit und Soziales kann durch Rechtsverordnung mit Zustimmung des Bundesrates bestimmen, welche Vorkehrungen und Maßnahmen der Arbeitgeber zur Erfüllung der sich aus Absatz 1 ergebenden Pflichten zu treffen hat.

(3) Die Aufsichtsbehörde kann in Einzelfällen anordnen, welche Vorkehrungen und Maßnahmen zur Durchführung des Absatzes 1 oder einer vom Bundesministerium für Arbeit und Soziales gemäß Absatz 2 erlassenen Verordnung zu treffen sind.

§ 28a
Beurteilung der Arbeitsbedingungen

Vor Beginn der Beschäftigung Jugendlicher und bei wesentlicher Änderung der Arbeitsbedingungen hat der Arbeitgeber die mit der Beschäftigung verbundenen Gefährdungen Jugendlicher zu beurteilen. Im Übrigen gelten die Vorschriften des Arbeitsschutzgesetzes.

§ 29
Unterweisung über Gefahren

(1) Der Arbeitgeber hat die Jugendlichen vor Beginn der Beschäftigung und bei wesentlicher Änderung der Arbeitsbedingungen über die Unfall- und Gesundheitsgefahren, denen sie bei der Beschäftigung ausgesetzt sind, sowie über die Einrichtungen und Maßnahmen zur Abwendung dieser Gefahren zu unterweisen. Er hat die Jugendlichen vor der erstmaligen Beschäftigung an Maschinen oder gefährlichen Arbeitsstellen oder mit Arbeiten, bei denen sie mit gesundheitsgefährdenden Stoffen in Berührung kommen, über die besonderen Gefahren dieser Arbeiten sowie über das bei ihrer Verrichtung erforderliche Verhalten zu unterweisen.

(2) Die Unterweisungen sind in angemessenen Zeitabständen, mindestens aber halbjährlich, zu wiederholen.

(3) Der Arbeitgeber beteiligt die Betriebsärzte und die Fachkräfte für Arbeitssicherheit an der Planung, Durchführung und Überwachung der für die Sicherheit und den Gesundheitsschutz bei der Beschäftigung Jugendlicher geltenden Vorschriften.

§ 30
Häusliche Gemeinschaft

(1) Hat der Arbeitgeber einen Jugendlichen in die häusliche Gemeinschaft aufgenommen, so muss er

1. ihm eine Unterkunft zur Verfügung stellen und dafür sorgen, dass sie so beschaffen, ausgestattet und belegt ist und so benutzt wird, dass die Gesundheit des Jugendlichen nicht beeinträchtigt wird, und

2. ihm bei einer Erkrankung, jedoch nicht über die Beendigung der Beschäftigung hinaus, die erforderliche Pflege und ärztliche Behandlung zuteil werden lassen, soweit diese nicht von einem Sozialversicherungsträger geleistet wird.

(2) Die Aufsichtsbehörde kann im Einzelfall anordnen, welchen Anforderungen die Unterkunft (Absatz 1 Nr. 1) und die Pflege bei Erkrankungen (Absatz 1 Nr. 2) genügen müssen.

§ 31
Züchtigungsverbot; Verbot der Abgabe von Alkohol und Tabak

(1) Wer Jugendliche beschäftigt oder im Rahmen eines Rechtsverhältnisses im Sinne des § 1 beaufsichtigt, anweist oder ausbildet, darf sie nicht körperlich züchtigen.

(2) Wer Jugendliche beschäftigt, muss sie vor körperlicher Züchtigung und Misshandlung und vor sittlicher Gefährdung durch andere bei ihm Beschäftigte und durch Mitglieder seines Haushalts an der Arbeitsstätte und in seinem Haus schützen. Er darf Jugendlichen unter 16 Jahren keine alkoholischen Getränke und Tabakwaren, Jugendlichen über 16 Jahre keinen Branntwein geben.

VIERTER TITEL
Gesundheitliche Betreuung

§ 32
Erstuntersuchung

(1) Ein Jugendlicher, der in das Berufsleben eintritt, darf nur beschäftigt werden, wenn

1. er innerhalb der letzten vierzehn Monate von einem Arzt untersucht worden ist (Erstuntersuchung) und

2. dem Arbeitgeber eine von diesem Arzt ausgestellte Bescheinigung vorliegt.

(2) Absatz 1 gilt nicht für eine nur geringfügige oder eine nicht länger als zwei Monate dauernde Beschäftigung mit leichten Arbeiten, von denen keine gesundheitlichen Nachteile für den Jugendlichen zu befürchten sind.

§ 33
Erste Nachuntersuchung

(1) Ein Jahr nach Aufnahme der ersten Beschäftigung hat sich der Arbeitgeber die

●

Bescheinigung eines Arztes darüber vorlegen zu lassen, dass der Jugendliche nachuntersucht worden ist (erste Nachuntersuchung). Die Nachuntersuchung darf nicht länger als drei Monate zurückliegen. Der Arbeitgeber soll den Jugendlichen neun Monate nach Aufnahme der ersten Beschäftigung nachdrücklich auf den Zeitpunkt, bis zu dem der Jugendliche ihm die ärztliche Bescheinigung nach Satz 1 vorzulegen hat, hinweisen und ihn auffordern, die Nachuntersuchung bis dahin durchführen zu lassen.

(2) Legt der Jugendliche die Bescheinigung nicht nach Ablauf eines Jahres vor, hat ihn der Arbeitgeber innerhalb eines Monats unter Hinweis auf das Beschäftigungsverbot nach Absatz 3 schriftlich aufzufordern, ihm die Bescheinigung vorzulegen. Je eine Durchschrift des Aufforderungsschreibens hat der Arbeitgeber dem Personensorgeberechtigten und dem Betriebs- oder Personalrat zuzusenden.

(3) Der Jugendliche darf nach Ablauf von 14 Monaten nach Aufnahme der ersten Beschäftigung nicht weiterbeschäftigt werden, solange er die Bescheinigung nicht vorgelegt hat.

§ 34
Weitere Nachuntersuchungen

Nach Ablauf jedes weiteren Jahres nach der ersten Nachuntersuchung kann sich der Jugendliche erneut nachuntersuchen lassen (weitere Nachuntersuchungen). Der Arbeitgeber soll ihn auf diese Möglichkeit rechtzeitig hinweisen und darauf hinwirken, dass der Jugendliche ihm die Bescheinigung über die weitere Nachuntersuchung vorlegt.

§ 35
Außerordentliche Nachuntersuchung

(1) Der Arzt soll eine außerordentliche Nachuntersuchung anordnen, wenn eine Untersuchung ergibt, dass
1. ein Jugendlicher hinter dem seinem Alter entsprechenden Entwicklungsstand zurückgeblieben ist,
2. gesundheitliche Schwächen oder Schäden vorhanden sind,

3. die Auswirkungen der Beschäftigung auf die Gesundheit oder Entwicklung des Jugendlichen noch nicht zu übersehen sind.

(2) Die in § 33 Abs. 1 festgelegten Fristen werden durch die Anordnung einer außerordentlichen Nachuntersuchung nicht berührt.

§ 36
Ärztliche Untersuchungen und Wechsel des Arbeitgebers

Wechselt der Jugendliche den Arbeitgeber, so darf ihn der neue Arbeitgeber erst beschäftigen, wenn ihm die Bescheinigung über die Erstuntersuchung (§ 32 Abs. 1) und, falls seit der Aufnahme der Beschäftigung ein Jahr vergangen ist, die Bescheinigung über die erste Nachuntersuchung (§ 33) vorliegen.

§ 37
Inhalt und Durchführung der ärztlichen Untersuchungen

(1) Die ärztlichen Untersuchungen haben sich auf den Gesundheits- und Entwicklungsstand und die körperliche Beschaffenheit, die Nachuntersuchungen außerdem auf die Auswirkungen der Beschäftigung auf Gesundheit und Entwicklung des Jugendlichen zu erstrecken.

(2) Der Arzt hat unter Berücksichtigung der Krankheitsvorgeschichte des Jugendlichen aufgrund der Untersuchungen zu beurteilen,
1. ob die Gesundheit oder die Entwicklung des Jugendlichen durch die Ausführung bestimmter Arbeiten oder durch die Beschäftigung während bestimmter Zeiten gefährdet wird,
2. ob besondere der Gesundheit dienende Maßnahmen erforderlich sind,
3. ob eine außerordentliche Nachuntersuchung (§ 35 Abs. 1) erforderlich ist.

(3) Der Arzt hat schriftlich festzuhalten:
1. den Untersuchungsbefund,
2. die Arbeiten, durch deren Ausführung er die Gesundheit oder die Entwicklung des Jugendlichen für gefährdet hält,

3. die besonderen der Gesundheit dienenden Maßnahmen,
4. die Anordnung einer außerordentlichen Nachuntersuchung (§ 35 Abs. 1).

§ 38
Ergänzungsuntersuchung

Kann der Arzt den Gesundheits- und Entwicklungsstand des Jugendlichen nur beurteilen, wenn das Ergebnis einer Ergänzungsuntersuchung durch einen anderen Arzt oder einen Zahnarzt vorliegt, so hat er die Ergänzungsuntersuchung zu veranlassen und ihre Notwendigkeit schriftlich zu begründen.

§ 39
Mitteilung, Bescheinigung

(1) Der Arzt hat dem Personensorgeberechtigten schriftlich mitzuteilen:
1. das wesentliche Ergebnis der Untersuchung,
2. die Arbeiten, durch deren Ausführung er die Gesundheit oder die Entwicklung des Jugendlichen für gefährdet hält,
3. die besonderen der Gesundheit dienenden Maßnahmen,
4. die Anordnung einer außerordentlichen Nachuntersuchung (§ 35 Abs. 1).

(2) Der Arzt hat eine für den Arbeitgeber bestimmte Bescheinigung darüber auszustellen, dass die Untersuchung stattgefunden hat und darin die Arbeiten zu vermerken, durch deren Ausführung er die Gesundheit oder die Entwicklung des Jugendlichen für gefährdet hält.

§ 40
Bescheinigung mit Gefährdungsvermerk

(1) Enthält die Bescheinigung des Arztes (§ 39 Abs. 2) einen Vermerk über Arbeiten, durch deren Ausführung er die Gesundheit oder die Entwicklung des Jugendlichen für gefährdet hält, so darf der Jugendliche mit solchen Arbeiten nicht beschäftigt werden.

(2) Die Aufsichtsbehörde kann die Beschäftigung des Jugendlichen mit den in der Bescheinigung des Arztes (§ 39 Abs. 2) vermerkten Arbeiten im Einvernehmen mit einem Arzt zulassen und die Zulassung mit Auflagen verbinden.

§ 41
Aufbewahren der ärztlichen Bescheinigungen

(1) Der Arbeitgeber hat die ärztlichen Bescheinigungen bis zur Beendigung der Beschäftigung, längstens jedoch bis zur Vollendung des 18. Lebensjahres des Jugendlichen aufzubewahren und der Aufsichtsbehörde sowie der Berufsgenossenschaft auf Verlangen zur Einsicht vorzulegen und einzusenden.

(2) Scheidet der Jugendliche aus dem Beschäftigungsverhältnis aus, so hat ihm der Arbeitgeber die Bescheinigungen auszuhändigen.

§ 42
Eingreifen der Aufsichtsbehörde

Die Aufsichtsbehörde hat, wenn die dem Jugendlichen übertragenen Arbeiten Gefahren für seine Gesundheit befürchten lassen, dies dem Personensorgeberechtigten und dem Arbeitgeber mitzuteilen und den Jugendlichen aufzufordern, sich durch einen von ihr ermächtigten Arzt untersuchen zu lassen.

§ 43
Freistellung für Untersuchungen

Der Arbeitgeber hat den Jugendlichen für die Durchführung der ärztlichen Untersuchungen nach diesem Abschnitt freizustellen. Ein Entgeltausfall darf hierdurch nicht eintreten.

§ 44
Kosten der Untersuchungen

Die Kosten der Untersuchungen trägt das Land.

§ 45
Gegenseitige Unterrichtung der Ärzte

(1) Die Ärzte, die Untersuchungen nach diesem Abschnitt vorgenommen haben,

müssen, wenn der Personensorgeberechtigte und der Jugendliche damit einverstanden sind,

1. dem staatlichen Gewerbearzt,
2. dem Arzt, der einen Jugendlichen nach diesem Abschnitt nachuntersucht,

auf Verlangen die Aufzeichnungen über die Untersuchungsbefunde zur Einsicht aushändigen.

(2) Unter den Voraussetzungen des Absatzes 1 kann der Amtsarzt des Gesundheitsamtes einem Arzt, der einen Jugendlichen nach diesem Abschnitt untersucht, Einsicht in andere in seiner Dienststelle vorhandene Unterlagen über Gesundheit und Entwicklung des Jugendlichen gewähren.

§ 46
Ermächtigungen

(1) Das Bundesministerium für Arbeit und Soziales kann zum Zwecke einer gleichmäßigen und wirksamen gesundheitlichen Betreuung durch Rechtsverordnung mit Zustimmung des Bundesrates Vorschriften über die Durchführung der ärztlichen Untersuchungen und über die für die Aufzeichnungen der Untersuchungsbefunde, die Bescheinigungen und Mitteilungen zu verwendenden Vordrucke erlassen.

(2) Die Landesregierung kann durch Rechtsverordnung

1. zur Vermeidung von mehreren Untersuchungen innerhalb eines kurzen Zeitraumes aus verschiedenen Anlässen bestimmen, dass die Untersuchungen nach den §§ 32 bis 34 zusammen mit Untersuchungen nach anderen Vorschriften durchzuführen sind, und hierbei von der Frist des § 32 Abs. 1 Nr. 1 bis zu drei Monaten abweichen,
2. zur Vereinfachung der Abrechnung
   a) Pauschbeträge für die Kosten der ärztlichen Untersuchungen im Rahmen der geltenden Gebührenordnungen festsetzen,
   b) Vorschriften über die Erstattung der Kosten beim Zusammentreffen mehrerer Untersuchungen nach Nummer 1 erlassen.

VIERTER ABSCHNITT
Durchführung des Gesetzes

ERSTER TITEL
Aushänge und Verzeichnisse

§ 47
Bekanntgabe des Gesetzes und der Aufsichtsbehörde

Arbeitgeber, die regelmäßig mindestens einen Jugendlichen beschäftigen, haben einen Abdruck dieses Gesetzes und die Anschrift der zuständigen Aufsichtsbehörde an geeigneter Stelle im Betrieb zur Einsicht auszulegen oder auszuhängen.

§ 48
Aushang über Arbeitszeit und Pausen

Arbeitgeber, die regelmäßig mindestens drei Jugendliche beschäftigen, haben einen Aushang über Beginn und Ende der regelmäßigen täglichen Arbeitszeit und der Pausen der Jugendlichen an geeigneter Stelle im Betrieb anzubringen.

§ 49
Verzeichnisse der Jugendlichen

Arbeitgeber haben Verzeichnisse der bei ihnen beschäftigten Jugendlichen unter Angabe des Vor- und Familiennamens, des Geburtsdatums und der Wohnanschrift zu führen, in denen das Datum des Beginns der Beschäftigung bei ihnen, bei einer Beschäftigung unter Tage auch das Datum des Beginns dieser Beschäftigung, enthalten ist.

§ 50
Auskunft; Vorlage der Verzeichnisse

(1) Der Arbeitgeber ist verpflichtet, der Aufsichtsbehörde auf Verlangen

1. die zur Erfüllung ihrer Aufgaben erforderlichen Angaben wahrheitsgemäß und vollständig zu machen,
2. die Verzeichnisse gemäß § 49, die Unterlagen, aus denen Name, Beschäftigungsart und -zeiten der Jugendlichen sowie Lohn- und Gehaltszahlungen ersichtlich sind, und alle sonstigen Unterlagen, die sich auf die nach Num-

mer 1 zu machenden Angaben beziehen, zur Einsicht vorzulegen oder einzusenden.

(?) Die Verzeichnisse und Unterlagen sind mindestens bis zum Ablauf von zwei Jahren nach der letzten Eintragung aufzubewahren.

ZWEITER TITEL
Aufsicht

§ 51
Aufsichtsbehörde;
Besichtigungsrechte und
Berichtspflicht

(1) Die Aufsicht über die Ausführung dieses Gesetzes und der aufgrund dieses Gesetzes erlassenen Rechtsverordnungen obliegt der nach Landesrecht zuständigen Behörde (Aufsichtsbehörde). Die Landesregierung kann durch Rechtsverordnung die Aufsicht über die Ausführung dieser Vorschriften in Familienhaushalten auf gelegentliche Prüfungen beschränken.

(2) Die Beauftragten der Aufsichtsbehörde sind berechtigt, die Arbeitsstätten während der üblichen Betriebs- und Arbeitszeit zu betreten und zu besichtigen; außerhalb dieser Zeit oder wenn sich die Arbeitsstätten in einer Wohnung befinden, dürfen sie nur zur Verhütung von dringenden Gefahren für die öffentliche Sicherheit und Ordnung betreten und besichtigt werden. Der Arbeitgeber hat das Betreten und Besichtigen der Arbeitsstätten zu gestatten. Das Grundrecht der Unverletzlichkeit der Wohnung (Artikel 13 des Grundgesetzes) wird insoweit eingeschränkt.

(3) Die Aufsichtsbehörden haben im Rahmen der Jahresberichte nach § 139b Abs. 3 der Gewerbeordnung über ihre Aufsichtstätigkeit gemäß Absatz 1 zu berichten.

§ 52
Unterrichtung über Lohnsteuerkarten
an Kinder
(aufgehoben)

§ 53
Mitteilung über Verstöße

Die Aufsichtsbehörde teilt schwerwiegende Verstöße gegen die Vorschriften dieses Gesetzes oder gegen die aufgrund dieses Gesetzes erlassenen Rechtsverordnungen der nach dem Berufsbildungsgesetz oder der Handwerksordnung zuständigen Stelle mit. Die zuständige Agentur für Arbeit erhält eine Durchschrift dieser Mitteilung.

§ 54
Ausnahmebewilligungen

(1) Ausnahmen, die die Aufsichtsbehörde nach diesem Gesetz oder den aufgrund dieses Gesetzes erlassenen Rechtsverordnungen bewilligen kann, sind zu befristen. Die Ausnahmebewilligungen können

1. mit einer Bedingung erlassen werden,
2. mit einer Auflage oder mit einem Vorbehalt der nachträglichen Aufnahme, Änderung oder Ergänzung einer Auflage verbunden werden und
3. jederzeit widerrufen werden.

(2) Ausnahmen können nur für einzelne Beschäftigte, einzelne Betriebe oder einzelne Teile des Betriebs bewilligt werden.

(3) Ist eine Ausnahme für einen Betrieb oder einen Teil des Betriebs bewilligt worden, so hat der Arbeitgeber hierüber an geeigneter Stelle im Betrieb einen Aushang anzubringen.

DRITTER TITEL
Ausschüsse für Jugendarbeitsschutz

§ 55
Bildung des Landesausschusses für
Jugendarbeitsschutz

(1) Bei der von der Landesregierung bestimmten obersten Landesbehörde wird ein Landesausschuss für Jugendarbeitsschutz gebildet.

(2) Dem Landesausschuss gehören als Mitglieder an:

1. je sechs Vertreter der Arbeitgeber und der Arbeitnehmer,
2. ein Vertreter des Landesjugendringes,
3. je ein von der Bundesagentur für Arbeit benannter Vertreter und je ein Vertreter des Landesjugendamtes, der für das Gesundheitswesen zuständigen

obersten Landesbehörde und der für die berufsbildenden Schulen zuständigen obersten Landesbehörde und

4. ein Arzt.

(3) Die Mitglieder des Landesausschusses werden von der von der Landesregierung bestimmten obersten Landesbehörde berufen, die Vertreter der Arbeitgeber und Arbeitnehmer auf Vorschlag der auf Landesebene bestehenden Arbeitgeberverbände und Gewerkschaften, der Arzt auf Vorschlag der Landesärztekammer, die übrigen Vertreter auf Vorschlag der in Absatz 2 Nr. 2 und 3 genannten Stellen.

(4) Die Tätigkeit im Landesausschuss ist ehrenamtlich. Für bare Auslagen und für Entgeltausfall ist, soweit eine Entschädigung nicht von anderer Seite gewährt wird, eine angemessene Entschädigung zu zahlen, deren Höhe nach Landesrecht oder von der von der Landesregierung bestimmten obersten Landesbehörde festgesetzt wird.

(5) Die Mitglieder können nach Anhören der an ihrer Berufung beteiligten Stellen aus wichtigem Grund abberufen werden.

(6) Die Mitglieder haben Stellvertreter. Die Absätze 2 bis 5 gelten für die Stellvertreter entsprechend.

(7) Der Landesausschuss wählt aus seiner Mitte einen Vorsitzenden und dessen Stellvertreter. Der Vorsitzende und sein Stellvertreter sollen nicht derselben Mitgliedergruppe angehören.

(8) Der Landesausschuss gibt sich eine Geschäftsordnung. Die Geschäftsordnung kann die Bildung von Unterausschüssen vorsehen und bestimmen, dass ihnen ausnahmsweise nicht nur Mitglieder des Landesausschusses angehören. Absatz 4 Satz 2 gilt für die Unterausschüsse hinsichtlich der Entschädigung entsprechend. An den Sitzungen des Landesausschusses und der Unterausschüsse können Vertreter der beteiligten obersten Landesbehörden teilnehmen.

§ 56
Bildung des Ausschusses für Jugendarbeitsschutz bei der Aufsichtsbehörde

(1) Bei der Aufsichtsbehörde wird ein Ausschuss für Jugendarbeitsschutz gebildet. In Städten, in denen mehrere Aufsichtsbehörden ihren Sitz haben, wird ein gemeinsamer Ausschuss für Jugendarbeitsschutz gebildet. In Ländern, in denen nicht mehr als zwei Aufsichtsbehörden eingerichtet sind, übernimmt der Landesausschuss für Jugendarbeitsschutz die Aufgaben dieses Ausschusses.

(2) Dem Ausschuss gehören als Mitglieder an:

1. je sechs Vertreter der Arbeitgeber und der Arbeitnehmer,
2. ein Vertreter des im Bezirk der Aufsichtsbehörde wirkenden Jugendringes,
3. je ein Vertreter eines Arbeits-, Jugend- und Gesundheitsamtes,
4. ein Arzt und ein Lehrer an einer berufsbildenden Schule.

(3) Die Mitglieder des Jugendarbeitsschutzausschusses werden von der Aufsichtsbehörde berufen, die Vertreter der Arbeitgeber und Arbeitnehmer auf Vorschlag der im Aufsichtsbezirk bestehenden Arbeitgeberverbände und Gewerkschaften, der Arzt auf Vorschlag der Ärztekammer, der Lehrer auf Vorschlag der nach Landesrecht zuständigen Behörde, die übrigen Vertreter auf Vorschlag der in Absatz 2 Nr. 2 und 3 genannten Stellen. § 55 Abs. 4 bis 8 gilt mit der Maßgabe entsprechend, dass die Entschädigung von der Aufsichtsbehörde mit Genehmigung der von der Landesregierung bestimmten obersten Landesbehörde festgesetzt wird.

§ 57
Aufgaben der Ausschüsse

(1) Der Landesausschuss berät die oberste Landesbehörde in allen allgemeinen Angelegenheiten des Jugendarbeitsschutzes und macht Vorschläge für die Durchführung dieses Gesetzes. Er klärt über Inhalt und Ziel des Jugendarbeitsschutzes auf.

(2) Die oberste Landesbehörde beteiligt den Landesausschuss in Angelegenheiten von besonderer Bedeutung, insbesondere vor Erlass von Rechtsvorschriften zur Durchführung dieses Gesetzes.

(3) Der Landesausschuss hat über seine Tätigkeit im Zusammenhang mit dem Bericht der Aufsichtsbehörden nach § 51 Abs. 3 zu berichten.

(4) Der Ausschuss für Jugendarbeitsschutz bei der Aufsichtsbehörde berät diese in allen allgemeinen Angelegenheiten des Jugendarbeitsschutzes und macht dem Landesausschuss Vorschläge für die Durchführung dieses Gesetzes. Er klärt über Inhalt und Ziel des Jugendarbeitsschutzes auf.

FÜNFTER ABSCHNITT
Straf- und Bußgeldvorschriften

§ 58
Bußgeld- und Strafvorschriften

(1) Ordnungswidrig handelt, wer als Arbeitgeber vorsätzlich oder fahrlässig

1. entgegen § 5 Abs. 1, auch in Verbindung mit § 2 Abs. 3, ein Kind oder einen Jugendlichen, der der Vollzeitschulpflicht unterliegt, beschäftigt,
2. entgegen § 5 Abs. 3 Satz 1 oder Satz 3, jeweils auch in Verbindung mit § 2 Abs. 3, ein Kind über 13 Jahre oder einen Jugendlichen, der der Vollzeitschulpflicht unterliegt, in anderer als der zugelassenen Weise beschäftigt,
3. *(gestrichen)*,
4. entgegen § 7 Satz 1 Nr. 2, auch in Verbindung mit einer Rechtsverordnung nach § 26 Nr. 1, ein Kind, das der Vollzeitschulpflicht nicht mehr unterliegt, in anderer als der zugelassenen Weise beschäftigt,
5. entgegen § 8 einen Jugendlichen über die zulässige Dauer der Arbeitszeit hinaus beschäftigt,
6. entgegen § 9 Abs. 1 oder 4 in Verbindung mit Absatz 1 eine dort bezeichnete Person an Berufsschultagen oder in Berufsschulwochen nicht freistellt,
7. entgegen § 10 Abs. 1 einen Jugendlichen für die Teilnahme an Prüfungen oder Ausbildungsmaßnahmen oder an

dem Arbeitstag, der der schriftlichen Abschlussprüfung unmittelbar vorangeht, nicht freistellt,
8. entgegen § 11 Abs. 1 oder 2 Ruhepausen nicht, nicht mit der vorgeschriebenen Mindestdauer oder nicht in der vorgeschriebenen zeitlichen Lage gewährt,
9. entgegen § 12 einen Jugendlichen über die zulässige Schichtzeit hinaus beschäftigt,
10. entgegen § 13 die Mindestfreizeit nicht gewährt,
11. entgegen § 14 Abs. 1 einen Jugendlichen außerhalb der Zeit von 6 bis 20 Uhr oder entgegen § 14 Abs. 7 Satz 3 vor Ablauf der Mindestfreizeit beschäftigt,
12. entgegen § 15 einen Jugendlichen an mehr als fünf Tagen in der Woche beschäftigt,
13. entgegen § 16 Abs. 1 einen Jugendlichen an Samstagen beschäftigt oder entgegen § 16 Abs. 3 Satz 1 den Jugendlichen nicht freistellt,
14. entgegen § 17 Abs. 1 einen Jugendlichen an Sonntagen beschäftigt oder entgegen § 17 Abs. 2 Satz 2 Halbsatz 2 oder Abs. 3 Satz 1 den Jugendlichen nicht freistellt,
15. entgegen § 18 Abs. 1 einen Jugendlichen am 24. oder 31. Dezember nach 14 Uhr oder an gesetzlichen Feiertagen beschäftigt oder entgegen § 18 Abs. 3 nicht freistellt,
16. entgegen § 19 Abs. 1, auch in Verbindung mit Abs. 2 Satz 1 oder 2, oder entgegen § 19 Abs. 3 Satz 2 oder Abs. 4 Satz 2 Urlaub nicht oder nicht mit der vorgeschriebenen Dauer gewährt,
17. entgegen § 21 Abs. 2 die geleistete Mehrarbeit durch Verkürzung der Arbeitszeit nicht ausgleicht,
18. entgegen § 22 Abs. 1, auch in Verbindung mit einer Rechtsverordnung nach § 26 Nr. 1, einen Jugendlichen mit den dort genannten Arbeiten beschäftigt,
19. entgegen § 23 Abs. 1, auch in Verbindung mit einer Rechtsverordnung nach § 26 Nr. 1, einen Jugendlichen

mit Arbeiten mit Lohnanreiz, in einer Arbeitsgruppe mit Erwachsenen, deren Entgelt vom Ergebnis ihrer Arbeit abhängt, oder mit tempoabhängigen Arbeiten beschäftigt,

20. entgegen § 24 Abs. 1, auch in Verbindung mit einer Rechtsverordnung nach § 26 Nr. 1, einen Jugendlichen mit Arbeiten unter Tage beschäftigt,

21. entgegen § 31 Abs. 2 Satz 2 einem Jugendlichen für seine Altersstufe nicht zulässige Getränke oder Tabakwaren gibt,

22. entgegen § 32 Abs. 1 einen Jugendlichen ohne ärztliche Bescheinigung über die Erstuntersuchung beschäftigt,

23. entgegen § 33 Abs. 3 einen Jugendlichen ohne ärztliche Bescheinigung über die erste Nachuntersuchung weiterbeschäftigt,

24. entgegen § 36 einen Jugendlichen ohne Vorlage der erforderlichen ärztlichen Bescheinigungen beschäftigt,

25. entgegen § 40 Abs. 1 einen Jugendlichen mit Arbeiten beschäftigt, durch deren Ausführung der Arzt nach der von ihm erteilten Bescheinigung die Gesundheit oder die Entwicklung des Jugendlichen für gefährdet hält,

26. einer Rechtsverordnung nach

a) § 26 Nr. 2 oder

b) § 28 Abs. 2

zuwiderhandelt, soweit sie für einen bestimmten Tatbestand auf diese Bußgeldvorschrift verweist,

27. einer vollziehbaren Anordnung der Aufsichtsbehörde nach § 6 Abs. 3, § 27 Abs. 1 Satz 2 oder Abs. 2, § 28 Abs. 3 oder § 30 Abs. 2 zuwiderhandelt,

28. einer vollziehbaren Auflage der Aufsichtsbehörde nach § 6 Abs. 1, § 14 Abs. 7, § 27 Abs. 3 oder § 40 Abs. 2, jeweils in Verbindung mit § 54 Abs. 1, zuwiderhandelt,

29. einer vollziehbaren Anordnung oder Auflage der Aufsichtsbehörde aufgrund einer Rechtsverordnung nach § 26 Nr. 2 oder § 28 Abs. 2 zuwiderhandelt, soweit die Rechtsverordnung für einen bestimmten Tatbestand auf die Bußgeldvorschrift verweist.

(2) Ordnungswidrig handelt, wer vorsätzlich oder fahrlässig entgegen § 25 Abs. 1 Satz 1 oder Abs. 2 Satz 1 einen Jugendlichen beschäftigt, beaufsichtigt, anweist oder ausbildet, obwohl ihm dies verboten ist oder einen anderen, dem dies verboten ist , mit der Beaufsichtigung, Anweisung oder Ausbildung eines Jugendlichen beauftragt.

(3) Absatz 1 Nr. 4, 6 bis 29 und Absatz 2 gelten auch für die Beschäftigung von Kindern (§ 2 Abs. 1) oder Jugendlichen, die der Vollzeitschulpflicht unterliegen (§ 2 Abs. 3), nach § 5 Abs. 2. Absatz 1 Nr. 6 bis 29 und Absatz 2 gelten auch für die Beschäftigung von Kindern, die der Vollzeitschulpflicht nicht mehr unterliegen, nach § 7.

(4) Die Ordnungswidrigkeit kann mit einer Geldbuße bis zu fünfzehntausend Euro geahndet werden.

(5) Wer vorsätzlich eine in Absatz 1, 2 oder 3 bezeichnete Handlung begeht und dadurch ein Kind, einen Jugendlichen oder im Falle des Absatzes 1 Nr. 6 eine Person, die noch nicht 21 Jahre alt ist, in ihrer Gesundheit oder Arbeitskraft gefährdet, wird mit Freiheitsstrafe bis zu einem Jahr oder mit Geldstrafe bestraft. Ebenso wird bestraft, wer eine in Absatz 1, 2 oder 3 bezeichnete Handlung beharrlich wiederholt.

(6) Wer in den Fällen des Absatzes 5 Satz 1 die Gefahr fahrlässig verursacht, wird mit Freiheitsstrafe bis zu sechs Monaten oder mit Geldstrafe bis zu einhundertachtzig Tagessätzen bestraft.

§ 59
Bußgeldvorschriften

(1) Ordnungswidrig handelt, wer als Arbeitgeber vorsätzlich oder fahrlässig

1. entgegen § 6 Abs. 4 Satz 2 ein Kind vor Erhalt des Bewilligungsbescheides beschäftigt,

2. entgegen § 11 Abs. 3 den Aufenthalt in Arbeitsräumen gestattet,

3. entgegen § 29 einen Jugendlichen über Gefahren nicht, nicht richtig oder nicht rechtzeitig unterweist,

4. entgegen § 33 Abs. 2 Satz 1 einen Jugendlichen nicht oder nicht rechtzeitig zur Vorlage einer ärztlichen Bescheinigung auffordert,

5. entgegen § 41 die ärztliche Bescheinigung nicht aufbewahrt, vorlegt, einsendet oder aushändigt,

6. entgegen § 43 Satz 1 einen Jugendlichen für ärztliche Untersuchungen nicht freistellt,

7. entgegen § 47 einen Abdruck des Gesetzes oder die Anschrift der zuständigen Aufsichtsbehörde nicht auslegt oder aushängt,

8. entgegen § 48 Arbeitszeit und Pausen nicht oder nicht in der vorgeschriebenen Weise aushängt,

9. entgegen § 49 ein Verzeichnis nicht oder nicht in der vorgeschriebenen Weise führt,

10. entgegen § 50 Abs. 1 Angaben nicht, nicht richtig oder nicht vollständig macht oder Verzeichnisse oder Unterlagen nicht vorlegt oder einsendet oder entgegen § 50 Abs. 2 Verzeichnisse oder Unterlagen nicht oder nicht vorschriftsmäßig aufbewahrt,

11. entgegen § 51 Abs. 2 Satz 2 das Betreten oder Besichtigen der Arbeitsstätten nicht gestattet,

12. entgegen § 54 Abs. 3 einen Aushang nicht anbringt.

(2) Absatz 1 Nr. 2 bis 6 gilt auch für die Beschäftigung von Kindern (§ 2 Abs. 1 und 3) nach § 5 Abs. 2 Satz 1.

(3) Die Ordnungswidrigkeit kann mit einer Geldbuße bis zu zweitausendfünfhundert Euro geahndet werden.

§ 60
Verwaltungsvorschriften für die Verfolgung und Ahndung von Ordnungswidrigkeiten

Der Bundesminister für Arbeit und Sozialordnung kann mit Zustimmung des Bundesrates allgemeine Verwaltungsvorschriften für die Verfolgung und Ahndung von Ordnungswidrigkeiten nach §§ 58 und 59 durch die Verwaltungsbehörde (§ 35 des Gesetzes über Ordnungswidrigkeiten) und über die Erteilung einer Verwarnung (§§ 56, 58 Abs. 2 des Gesetzes über Ordnungswidrigkeiten) wegen einer Ordnungswidrigkeit nach §§ 58 und 59 erlassen.

SECHSTER ABSCHNITT
Schlussvorschriften

(hier nicht abgebildet)

Verordnung über die ärztlichen Untersuchungen nach dem Jugendarbeitsschutzgesetz (Jugendarbeitsschutzuntersuchungsverordnung – JArbSchUV)

Vom 16. Oktober 1990 (BGBl. I S. 2221)

Aufgrund des § 46 Abs. 1 und des § 72 Abs. 3 Satz 2 des Jugendarbeitsschutzgesetzes vom 12. April 1976 (BGBl. I S. 965) verordnet der Bundesminister für Arbeit und Sozialordnung:

§ 1
Durchführung der Untersuchungen

(1) Der Arzt, der einen Jugendlichen nach den §§ 32 bis 35 oder nach § 42 des Jugendarbeitsschutzgesetzes untersucht, hat unter Berücksichtigung der Krankheitsvorgeschichte des Jugendlichen aufgrund der Untersuchungen zu beurteilen, ob dessen Gesundheit und Entwicklung durch die Ausführung bestimmter Arbeiten oder durch die Beschäftigung während bestimmter Zeiten gefährdet wird, ob eine außerordentliche Nachuntersuchung oder eine Ergänzungsuntersuchung erforderlich ist oder ob besondere der Gesundheit dienende Maßnahmen nötig sind (§ 37 Jugendarbeitsschutzgesetz).

(2) Als Tag der Untersuchung (§ 32 Abs. 1 Nr. 1, § 33 Abs. 1 und § 34 Jugendarbeitsschutzgesetz) gilt der Tag der abschließenden Beurteilung.

§ 2
Untersuchungsberechtigungsschein

Die Kosten einer Untersuchung werden vom Land (§ 44 Jugendarbeitsschutzgesetz) nur erstattet, wenn der Arzt der Kostenforderung einen von der nach Landesrecht zuständigen Stelle ausgegebenen Untersuchungsberechtigungsschein beifügt.

§ 3
Erhebungsbogen

Zur Vorbereitung einer Untersuchung nach § 32 Abs. 1 des Jugendarbeitsschutzgesetzes (Erstuntersuchung) erhält der Jugendliche von der nach Landesrecht zuständigen Stelle einen Erhebungsbogen nach dem Muster der Anlage 1 in weißer Farbe, zur Vorbereitung einer Untersuchung nach § 33 Abs. 1, §§ 34, 35 Abs. 1 oder § 42 des Jugendarbeitsschutzgesetzes (Nachuntersuchung) einen Erhebungsbogen nach dem Muster der Anlage 1a in roter Farbe. Der Erhebungsbogen soll, vom Personensorgeberechtigten ausgefüllt und von diesem und dem Jugendlichen unterschrieben, dem Arzt bei der Untersuchung vorgelegt werden.

§ 4
Untersuchungsbogen

(1) Für die Aufzeichnung der Ergebnisse einer Erstuntersuchung hat der Arzt einen Untersuchungsbogen nach dem Muster der Anlage 2 in weißer Farbe, für die Aufzeichnung der Ergebnisse einer Nachuntersuchung einen Untersuchungsbogen nach dem Muster der Anlage 2a in roter Farbe zu verwenden.

(2) Der Arzt hat die Untersuchungsbogen 10 Jahre aufzubewahren.

§ 5
Ärztliche Mitteilung an den Personensorgeberechtigten

Für die ärztliche Mitteilung an den Personensorgeberechtigten nach § 39 Abs. 1 des Jugendarbeitsschutzgesetzes hat der Arzt bei einer Erstuntersuchung einen Vordruck nach dem Muster der Anlage 3 in weißer Farbe, bei einer Nachuntersuchung einen Vordruck nach dem Muster der Anlage 3a in roter Farbe zu verwenden.

§ 6
Ärztliche Bescheinigung für den Arbeitgeber

Für die ärztliche Bescheinigung für den Arbeitgeber nach § 39 Abs. 2 des Jugendarbeitsschutzgesetzes hat der Arzt bei einer Erstuntersuchung einen Vordruck nach dem Muster der Anlage 4 in weißer Farbe, bei einer Nachuntersuchung einen Vordruck nach dem Muster der Anlage 4a in roter Farbe zu verwenden.

§ 7
(gegenstandslos)

§ 8
Inkrafttreten, abgelöste Vorschrift

Diese Verordnung tritt am ersten Tage des auf die Verkündung folgenden vierten Kalendermonats in Kraft. Gleichzeitig tritt die Verordnung über die ärztlichen Untersuchungen nach dem Jugendarbeitsschutzgesetz vom 2. Oktober 1961 (BGBl. I S. 1789), geändert durch Verordnung vom 5. September 1968 (BGBl. I S. 1013), außer Kraft.

Gesetz zum Schutze der erwerbstätigen Mutter (Mutterschutzgesetz – MuSchG)

In der Fassung der Bekanntmachung vom 20. Juni 2002 (BGBl. I S. 2318), zuletzt geändert durch Art. 6 des Gesetzes vom 23. Oktober 2012 (BGBl. I S. 2246)

ERSTER ABSCHNITT
Allgemeine Vorschriften

§ 1
Geltungsbereich

Dieses Gesetz gilt

1. für Frauen, die in einem Arbeitsverhältnis stehen,
2. für weibliche in Heimarbeit Beschäftigte und ihnen Gleichgestellte (§ 1 Abs. 1 und 2 des Heimarbeitsgesetzes vom 14. März 1951, BGBl. I S. 191), soweit sie am Stück mitarbeiten.

§ 2
Gestaltung des Arbeitsplatzes

(1) Wer eine werdende oder stillende Mutter beschäftigt, hat bei der Einrichtung und der Unterhaltung des Arbeitsplatzes einschließlich der Maschinen, Werkzeuge und Geräte und bei der Regelung der Beschäftigung die erforderlichen Vorkehrungen und Maßnahmen zum Schutze von Leben und Gesundheit der werdenden oder stillenden Mutter zu treffen.

(2) Wer eine werdende oder stillende Mutter mit Arbeiten beschäftigt, bei denen sie ständig stehen oder gehen muss, hat für sie eine Sitzgelegenheit zum kurzen Ausruhen bereitzustellen.

(3) Wer eine werdende oder stillende Mutter mit Arbeiten beschäftigt, bei denen sie ständig sitzen muss, hat ihr Gelegenheit zu kurzen Unterbrechungen ihrer Arbeit zu geben.

(4) Die Bundesregierung wird ermächtigt, durch Rechtsverordnung mit Zustimmung des Bundesrates

1. den Arbeitgeber zu verpflichten, zur Vermeidung von Gesundheitsgefährdungen der werdenden oder stillenden Mütter oder ihrer Kinder Liegeräume für diese Frauen einzurichten und sonstige Maßnahmen zur Durchführung des in Absatz 1 enthaltenen Grundsatzes zu treffen,
2. nähere Einzelheiten zu regeln wegen der Verpflichtung des Arbeitgebers zur Beurteilung einer Gefährdung für die werdenden oder stillenden Mütter, zur Durchführung der notwendigen Schutzmaßnahmen und zur Unterrichtung der betroffenen Arbeitnehmerinnen nach Maßgabe der insoweit umzusetzenden Artikel 4 bis 6 der Richtlinie 92/85/EWG des Rates vom 19. Oktober 1992 über die Durchführung von Maßnahmen zur Verbesserung der Sicherheit und des Gesundheitsschutzes von schwangeren Arbeitnehmerinnen, Wöchnerinnen und stillenden Arbeitnehmerinnen am Arbeitsplatz (ABl. EG Nr. L 348 S. 1).

(5) Unabhängig von den aufgrund des Absatzes 4 erlassenen Vorschriften kann die Aufsichtsbehörde in Einzelfällen anordnen, welche Vorkehrungen und Maßnahmen zur Durchführung des Absatzes 1 zu treffen sind.

ZWEITER ABSCHNITT
Beschäftigungsverbote

§ 3
Beschäftigungsverbote für werdende Mütter

(1) Werdende Mütter dürfen nicht beschäftigt werden, soweit nach ärztlichem Zeugnis Leben oder Gesundheit von Mutter oder Kind bei Fortdauer der Beschäftigung gefährdet ist.

(2) Werdende Mütter dürfen in den letzten sechs Wochen vor der Entbindung nicht beschäftigt werden, es sei denn, dass

sie sich zur Arbeitsleistung ausdrücklich bereit erklären; die Erklärung kann jederzeit widerrufen werden.

§ 4
Weitere Beschäftigungsverbote

(1) Werdende Mütter dürfen nicht mit schweren körperlichen Arbeiten und nicht mit Arbeiten beschäftigt werden, bei denen sie schädlichen Einwirkungen von gesundheitsgefährdenden Stoffen oder Strahlen, von Staub, Gasen oder Dämpfen, von Hitze, Kälte oder Nässe, von Erschütterungen oder Lärm ausgesetzt sind.

(2) Werdende Mütter dürfen insbesondere nicht beschäftigt werden

1. mit Arbeiten, bei denen regelmäßig Lasten von mehr als fünf Kilogramm Gewicht oder gelegentlich Lasten von mehr als zehn Kilogramm Gewicht ohne mechanische Hilfsmittel von Hand gehoben, bewegt oder befördert werden. Sollen größere Lasten mit mechanischen Hilfsmitteln von Hand gehoben, bewegt oder befördert werden, so darf die körperliche Beanspruchung der werdenden Mutter nicht größer sein als bei Arbeiten nach Satz 1,

2. nach Ablauf des fünften Monats der Schwangerschaft mit Arbeiten, bei denen sie ständig stehen müssen, soweit diese Beschäftigung täglich vier Stunden überschreitet,

3. mit Arbeiten, bei denen sie sich häufig erheblich strecken oder beugen oder bei denen sie dauernd hocken oder sich gebückt halten müssen,

4. mit der Bedienung von Geräten und Maschinen aller Art mit hoher Fußbeanspruchung, insbesondere von solchen mit Fußantrieb,

5. mit dem Schalen von Holz,

6. mit Arbeiten, bei denen sie infolge ihrer Schwangerschaft in besonderem Maße der Gefahr, an einer Berufskrankheit zu erkranken, ausgesetzt sind oder bei denen durch das Risiko der Entstehung einer Berufskrankheit eine erhöhte Gefährdung für die werdende Mutter oder eine Gefahr für die Leibesfrucht besteht,

7. nach Ablauf des dritten Monats der Schwangerschaft auf Beförderungsmitteln,

8. mit Arbeiten, bei denen sie erhöhten Unfallgefahren, insbesondere der Gefahr auszugleiten, zu fallen oder abzustürzen, ausgesetzt sind.

(3) Die Beschäftigung von werdenden Müttern mit

1. Akkordarbeit und sonstigen Arbeiten, bei denen durch ein gesteigertes Arbeitstempo ein höheres Entgelt erzielt werden kann,

2. Fließarbeit mit vorgeschriebenem Arbeitstempo

ist verboten. Die Aufsichtsbehörde kann Ausnahmen bewilligen, wenn die Art der Arbeit und das Arbeitstempo eine Beeinträchtigung der Gesundheit von Mutter oder Kind nicht befürchten lassen. Die Aufsichtsbehörde kann die Beschäftigung für alle werdenden Mütter eines Betriebes oder einer Betriebsabteilung bewilligen, wenn die Voraussetzungen des Satzes 2 für alle im Betrieb oder in der Betriebsabteilung beschäftigten Frauen gegeben sind.

(4) Die Bundesregierung wird ermächtigt, zur Vermeidung von Gesundheitsgefährdungen der werdenden oder stillenden Mütter und ihrer Kinder durch Rechtsverordnung mit Zustimmung des Bundesrates

1. Arbeiten zu bestimmen, die unter die Beschäftigungsverbote der Absätze 1 und 2 fallen,

2. weitere Beschäftigungsverbote für werdende und stillende Mütter vor und nach der Entbindung zu erlassen.

(5) Die Aufsichtsbehörde kann in Einzelfällen bestimmen, ob eine Arbeit unter die Beschäftigungsverbote der Absätze 1 bis 3 oder einer von der Bundesregierung gemäß Absatz 4 erlassenen Verordnung fällt. Sie kann in Einzelfällen die Beschäftigung mit bestimmten anderen Arbeiten verbieten.

§ 5
Mitteilungspflicht, ärztliches Zeugnis

(1) Werdende Mütter sollen dem Arbeitgeber ihre Schwangerschaft und den mut-

maßlichen Tag der Entbindung mitteilen, sobald ihnen ihr Zustand bekannt ist. Auf Verlangen des Arbeitgebers sollen sie das Zeugnis eines Arztes oder einer Hebamme vorlegen. Der Arbeitgeber hat die Aufsichtsbehörde unverzüglich von der Mitteilung der werdenden Mutter zu benachrichtigen. Er darf die Mitteilung der werdenden Mutter Dritten nicht unbefugt bekannt geben.

(2) Für die Berechnung der in § 3 Abs. 2 bezeichneten Zeiträume vor der Entbindung ist das Zeugnis eines Arztes oder einer Hebamme maßgebend; das Zeugnis soll den mutmaßlichen Tag der Entbindung angeben. Irrt sich der Arzt oder die Hebamme über den Zeitpunkt der Entbindung, so verkürzt oder verlängert sich diese Frist entsprechend.

(3) Die Kosten für die Zeugnisse nach den Absätzen 1 und 2 trägt der Arbeitgeber.

§ 6
Beschäftigungsverbote nach der Entbindung

(1) Mütter dürfen bis zum Ablauf von acht Wochen, bei Früh- und Mehrlingsgeburten bis zum Ablauf von zwölf Wochen nach der Entbindung nicht beschäftigt werden. Bei Frühgeburten und sonstigen vorzeitigen Entbindungen verlängern sich die Fristen nach Satz 1 zusätzlich um den Zeitraum der Schutzfrist nach § 3 Abs. 2, der nicht in Anspruch genommen werden konnte. Beim Tod ihres Kindes kann die Mutter auf ihr ausdrückliches Verlangen ausnahmsweise schon vor Ablauf dieser Fristen, aber noch nicht in den ersten zwei Wochen nach der Entbindung, wieder beschäftigt werden, wenn nach ärztlichem Zeugnis nichts dagegen spricht. Sie kann ihre Erklärung jederzeit widerrufen.

(2) Frauen, die in den ersten Monaten nach der Entbindung nach ärztlichem Zeugnis nicht voll leistungsfähig sind, dürfen nicht zu einer ihre Leistungsfähigkeit übersteigenden Arbeit herangezogen werden.

(3) Stillende Mütter dürfen mit den in § 4 Abs. 1, 2 Nr. 1, 3, 4, 5, 6 und 8 sowie Abs. 3 Satz 1 genannten Arbeiten nicht beschäftigt werden. Die Vorschriften des § 4 Abs. 3 Satz 2 und 3 sowie Abs. 5 gelten entsprechend.

§ 7
Stillzeit

(1) Stillenden Müttern ist auf ihr Verlangen die zum Stillen erforderliche Zeit, mindestens aber zweimal täglich eine halbe Stunde oder einmal täglich eine Stunde freizugeben. Bei einer zusammenhängenden Arbeitszeit von mehr als acht Stunden soll auf Verlangen zweimal eine Stillzeit von mindestens 45 Minuten oder, wenn in der Nähe der Arbeitsstätte keine Stillgelegenheit vorhanden ist, einmal eine Stillzeit von mindestens 90 Minuten gewährt werden. Die Arbeitszeit gilt als zusammenhängend, soweit sie nicht durch eine Ruhepause von mindestens zwei Stunden unterbrochen wird.

(2) Durch die Gewährung der Stillzeit darf ein Verdienstausfall nicht eintreten. Die Stillzeit darf von stillenden Müttern nicht vor- oder nachgearbeitet und nicht auf die in dem Arbeitszeitgesetz oder in anderen Vorschriften festgesetzten Ruhepausen angerechnet werden.

(3) Die Aufsichtsbehörde kann in Einzelfällen nähere Bestimmungen über Zahl, Lage und Dauer der Stillzeiten treffen; sie kann die Einrichtung von Stillräumen vorschreiben.

(4) Der Auftraggeber oder Zwischenmeister hat den in Heimarbeit Beschäftigten und den ihnen Gleichgestellten für die Stillzeit ein Entgelt von 75 vom Hundert eines durchschnittlichen Stundenverdienstes, mindestens aber 0,38 Euro für jeden Werktag zu zahlen. Ist die Frau für mehrere Auftraggeber oder Zwischenmeister tätig, so haben diese das Entgelt für die Stillzeit zu gleichen Teilen zu gewähren. Auf das Entgelt finden die Vorschriften der §§ 23 bis 25 des Heimarbeitsgesetzes vom 14. März 1951 (BGBl. I S. 191) über den Entgeltschutz Anwendung.

§ 8
Mehrarbeit, Nacht- und Sonntagsarbeit

(1) Werdende und stillende Mütter dürfen nicht mit Mehrarbeit, nicht in der Nacht zwischen 20 und 6 Uhr und nicht an Sonn- und Feiertagen beschäftigt werden.

(2) Mehrarbeit im Sinne des Absatzes 1 ist jede Arbeit, die

1. von Frauen unter 18 Jahren über 8 Stunden täglich oder 80 Stunden in der Doppelwoche,
2. von sonstigen Frauen über 8 1/2 Stunden täglich oder 90 Stunden in der Doppelwoche

hinaus geleistet wird. In die Doppelwoche werden die Sonntage eingerechnet.

(3) Abweichend vom Nachtarbeitsverbot des Absatzes 1 dürfen werdende Mütter in den ersten vier Monaten der Schwangerschaft und stillende Mütter beschäftigt werden

1. in Gast- und Schankwirtschaften und im übrigen Beherbergungswesen bis 22 Uhr,
2. in der Landwirtschaft mit dem Melken von Vieh ab 5 Uhr,
3. als Künstlerinnen bei Musikaufführungen, Theatervorstellungen und ähnlichen Aufführungen bis 23 Uhr.

(4) Im Verkehrswesen, in Gast- und Schankwirtschaften und im übrigen Beherbergungswesen, im Familienhaushalt, in Krankenpflege- und in Badeanstalten, bei Musikaufführungen, Theatervorstellungen, anderen Schaustellungen, Darbietungen oder Lustbarkeiten dürfen werdende oder stillende Mütter, abweichend von Absatz 1, an Sonn- und Feiertagen beschäftigt werden, wenn ihnen in jeder Woche einmal eine ununterbrochene Ruhezeit von mindestens 24 Stunden im Anschluss an eine Nachtruhe gewährt wird.

(5) An in Heimarbeit Beschäftigte und ihnen Gleichgestellte, die werdende oder stillende Mütter sind, darf Heimarbeit nur in solchem Umfang und mit solchen Fertigungsfristen ausgegeben werden, dass sie von der werdenden Mutter voraussichtlich während einer 8-stündigen Tagesarbeitszeit, von der stillenden Mutter voraussichtlich während einer 7-stündigen Tagesarbeitszeit an Werktagen ausgeführt werden kann. Die Aufsichtsbehörde kann in Einzelfällen nähere Bestimmungen über die Arbeitsmenge treffen; falls ein Heimarbeitsausschuss besteht, hat sie diesen vorher zu hören.

(6) Die Aufsichtsbehörde kann in begründeten Einzelfällen Ausnahmen von den vorstehenden Vorschriften zulassen.

ABSCHNITT 2a
Mutterschaftsurlaub

§§ 8a bis 8d

(aufgehoben)

DRITTER ABSCHNITT
Kündigung

§ 9
Kündigungsverbot

(1) Die Kündigung gegenüber einer Frau während der Schwangerschaft und bis zum Ablauf von vier Monaten nach der Entbindung ist unzulässig, wenn dem Arbeitgeber zur Zeit der Kündigung die Schwangerschaft oder Entbindung bekannt war oder innerhalb zweier Wochen nach Zugang der Kündigung mitgeteilt wird; das Überschreiten dieser Frist ist unschädlich, wenn es auf einem von der Frau nicht zu vertretenden Grund beruht und die Mitteilung unverzüglich nachgeholt wird. Die Vorschrift des Satzes 1 gilt für Frauen, die den in Heimarbeit Beschäftigten gleichgestellt sind, nur, wenn sich die Gleichstellung auch auf den Neunten Abschnitt - Kündigung - des Heimarbeitsgesetzes vom 14. März 1951 (BGBl. I S. 191) erstreckt.

(2) Kündigt eine schwangere Frau, gilt § 5 Abs. 1 Satz 3 entsprechend.

(3) Die für den Arbeitsschutz zuständige oberste Landesbehörde oder die von ihr bestimmte Stelle kann in besonderen Fällen, die nicht mit dem Zustand einer Frau während der Schwangerschaft oder ihrer Lage bis zum Ablauf von vier Monaten nach der Entbindung in Zusammenhang

stehen, ausnahmsweise die Kündigung für zulässig erklären. Die Kündigung bedarf der schriftlichen Form und sie muss den zulässigen Kündigungsgrund angeben.

(4) In Heimarbeit Beschäftigte und ihnen Gleichgestellte dürfen während der Schwangerschaft und bis zum Ablauf von vier Monaten nach der Entbindung nicht gegen ihren Willen bei der Ausgabe von Heimarbeit ausgeschlossen werden; die Vorschriften der §§ 3, 4, 6 und 8 Abs. 5 bleiben unberührt.

§ 9a
(aufgehoben)

§ 10
Erhaltung von Rechten

(1) Eine Frau kann während der Schwangerschaft und während der Schutzfrist nach der Entbindung (§ 6 Abs. 1) das Arbeitsverhältnis ohne Einhaltung einer Frist zum Ende der Schutzfrist nach der Entbindung kündigen.

(2) Wird das Arbeitsverhältnis nach Absatz 1 aufgelöst und wird die Frau innerhalb eines Jahres nach der Entbindung in ihrem bisherigen Betrieb wieder eingestellt, so gilt, soweit Rechte aus dem Arbeitsverhältnis von der Dauer der Betriebs- oder Berufszugehörigkeit oder von der Dauer der Beschäftigungs- oder Dienstzeit abhängen, das Arbeitsverhältnis als nicht unterbrochen. Dies gilt nicht, wenn die Frau in der Zeit von der Auflösung des Arbeitsverhältnisses bis zur Wiedereinstellung bei einem anderen Arbeitgeber beschäftigt war.

VIERTER ABSCHNITT
Leistungen

§ 11
Arbeitsentgelt bei
Beschäftigungsverboten

(1) Den unter den Geltungsbereich des § 1 fallenden Frauen ist, soweit sie nicht Mutterschaftsgeld nach den Vorschriften der Reichsversicherungsordnung beziehen

können, vom Arbeitgeber mindestens der Durchschnittsverdienst der letzten 13 Wochen oder der letzten drei Monate vor Beginn des Monats, in dem die Schwangerschaft eingetreten ist, weiter zu gewähren, wenn sie wegen eines Beschäftigungsverbots nach § 3 Abs. 1, §§ 4, 6 Abs. 2 oder 3 oder wegen des Mehr-, Nacht- oder Sonntagsarbeitsverbots nach § 8 Abs. 1, 3 oder 5 teilweise oder völlig mit der Arbeit aussetzen. Dies gilt auch, wenn wegen dieser Verbote die Beschäftigung oder die Entlohnungsart wechselt. Wird das Arbeitsverhältnis erst nach Eintritt der Schwangerschaft begonnen, so ist der Durchschnittsverdienst aus dem Arbeitsentgelt der ersten 13 Wochen oder drei Monate der Beschäftigung zu berechnen. Hat das Arbeitsverhältnis nach Satz 1 oder 3 kürzer gedauert, so ist der kürzere Zeitraum der Berechnung zugrunde zu legen. Zeiten, in denen kein Arbeitsentgelt erzielt wurde, bleiben außer Betracht.

(2) Bei Verdiensterhöhungen nicht nur vorübergehender Natur, die während oder nach Ablauf des Berechnungszeitraums eintreten, ist von dem erhöhten Verdienst auszugehen. Verdienstkürzungen, die im Berechnungszeitraum infolge von Kurzarbeit, Arbeitsausfällen oder unverschuldeter Arbeitsversäumnis eintreten, bleiben für die Berechnung des Durchschnittsverdienstes außer Betracht. Zu berücksichtigen sind dauerhafte Verdienstkürzungen, die während oder nach Ablauf der Berechnungszeitraums eintreten und nicht auf einem mutterschutzrechtlichen Beschäftigungsverbot beruhen.

(3) Die Bundesregierung wird ermächtigt, durch Rechtsverordnung mit Zustimmung des Bundesrates Vorschriften über die Berechnung des Durchschnittsverdienstes im Sinne der Absätze 1 und 2 zu erlassen.

§ 12
(aufgehoben)

§ 13
Mutterschaftsgeld

(1) Frauen, die Mitglied einer gesetzlichen Krankenkasse sind, erhalten für die Zeit

der Schutzfristen des § 3 Abs. 2 und des § 6 Abs. 1 sowie für den Entbindungstag Mutterschaftsgeld nach den Vorschriften des Fünften Buches Sozialgesetzbuch oder des Zweiten Gesetzes über die Krankenversicherung der Landwirte über das Mutterschaftsgeld.

(2) Frauen, die nicht Mitglied einer gesetzlichen Krankenkasse sind, erhalten, wenn sie bei Beginn der Schutzfrist nach § 3 Abs. 2 in einem Arbeitsverhältnis stehen oder in Heimarbeit beschäftigt sind, für die Zeit der Schutzfristen des § 3 Abs. 2 und des § 6 Abs. 1 sowie für den Entbindungstag Mutterschaftsgeld zulasten des Bundes in entsprechender Anwendung der Vorschriften des Fünften Buches Sozialgesetzbuch über das Mutterschaftsgeld, höchstens jedoch insgesamt 210 Euro. Das Mutterschaftsgeld wird diesen Frauen auf Antrag vom Bundesversicherungsamt gezahlt. Die Sätze 1 und 2 gelten für Frauen entsprechend, deren Arbeitsverhältnis während ihrer Schwangerschaft oder der Schutzfrist des § 6 Abs. 1 nach Maßgabe von § 9 Abs. 3 aufgelöst worden ist.

(3) Frauen, die während der Schutzfristen des § 3 Abs. 2 oder des § 6 Abs. 1 von einem Beamten- in ein Arbeitsverhältnis wechseln, erhalten von diesem Zeitpunkt an Mutterschaftsgeld entsprechend den Absätzen 1 und 2.

§ 14[1]
Zuschuss zum Mutterschaftsgeld

(1) Frauen, die Anspruch auf Mutterschaftsgeld nach § 24i Absatz 1, 2 Satz 1 bis 4 und Absatz 3 des Fünften Buches Sozialgesetzbuch oder § 13 Abs. 2, 3 haben, erhalten während ihres bestehenden Arbeitsverhältnisses für die Zeit der Schutz-

fristen des § 3 Abs. 2 und § 6 Abs. 1 sowie für den Entbindungstag von ihrem Arbeitgeber einen Zuschuss in Höhe des Unterschiedsbetrages zwischen 13 Euro und dem um die gesetzlichen Abzüge verminderten durchschnittlichen kalendertäglichen Arbeitsentgelt. Das durchschnittliche kalendertägliche Arbeitsentgelt ist aus den letzten drei abgerechneten Kalendermonaten, bei wöchentlicher Abrechnung aus den letzten 13 abgerechneten Wochen vor Beginn der Schutzfrist nach § 3 Abs. 2 zu berechnen. Nicht nur vorübergehende Erhöhungen des Arbeitsentgeltes, die während der Schutzfristen des § 3 Abs. 2 und § 6 Abs. 1 wirksam werden, sind ab diesem Zeitpunkt in die Berechnung einzubeziehen. Einmalig gezahltes Arbeitsentgelt (§ 23a des Vierten Buches Sozialgesetzbuch) sowie Tage, an denen infolge von Kurzarbeit, Arbeitsausfällen oder unverschuldeter Arbeitsversäumnis kein oder ein vermindertes Arbeitsentgelt erzielt wurde, bleiben außer Betracht. Zu berücksichtigen sind dauerhafte Verdienstkürzungen, die während oder nach Ablauf des Berechnungszeitraums eintreten und nicht auf einem mutterschutzrechtlichen Beschäftigungsverbot beruhen. Ist danach eine Berechnung nicht möglich, so ist das durchschnittliche kalendertägliche Arbeitsentgelt einer gleichartig Beschäftigten zugrunde zu legen.

(2) Frauen, deren Arbeitsverhältnis während ihrer Schwangerschaft oder während der Schutzfrist des § 6 Abs. 1 nach Maßgabe von § 9 Abs. 3 aufgelöst worden ist, erhalten bis zum Ende dieser Schutzfrist den Zuschuss nach Absatz 1 von der für die Zahlung des Mutterschaftsgeldes zuständigen Stelle.

(3) Absatz 2 gilt entsprechend, wenn der Arbeitgeber wegen eines Insolvenzereignisses im Sinne des § 165 Absatz 1 Satz 2 des Dritten Buches Sozialgesetzbuch seinen Zuschuss nach Absatz 1 nicht zahlen kann.

(4) Der Zuschuss nach den Absätzen 1 bis 3 entfällt für die Zeit, in der Frauen die Elternzeit nach dem Bundeselterngeld- und Elternzeitgesetz in Anspruch nehmen

---

1) Laut Beschluss des Bundesverfassungsgerichts vom 18. November 2003 - 1 BvR 302/96 - ist § 14 Abs. 1 Satz 1 des Mutterschutzgesetzes in der Fassung der Bekanntmachung vom 18. April 1968 (BGBl. I S. 315) und in der Fassung späterer Bekanntmachungen mit Artikel 12 Abs. 1 des Grundgesetzes nicht vereinbar und dem Gesetzgeber wird aufgegeben, bis zum 31. Dezember 2005 eine verfassungsmäßige Regelung zu treffen.

oder in Anspruch genommen hätten, wenn deren Arbeitsverhältnis nicht während ihrer Schwangerschaft oder während der Schutzfrist des § 6 Abs. 1 vom Arbeitgeber zulässig aufgelöst worden wäre. Dies gilt nicht, soweit sie eine zulässige Teilzeitarbeit leisten.

§ 15
Sonstige Leistungen bei Schwangerschaft und Mutterschaft

Frauen, die in der gesetzlichen Krankenversicherung versichert sind, erhalten auch die folgenden Leistungen bei Schwangerschaft und Mutterschaft nach den Vorschriften des Fünften Buches Sozialgesetzbuch oder des Zweiten Gesetzes über die Krankenversicherung der Landwirte:
1. ärztliche Betreuung und Hebammenhilfe,
2. Versorgung mit Arznei-, Verband- und Heilmitteln,
3. stationäre Entbindung,
4. häusliche Pflege,
5. Haushaltshilfe.

§ 16
Freistellung für Untersuchungen

Der Arbeitgeber hat die Frau für die Zeit freizustellen, die zur Durchführung der Untersuchungen im Rahmen der Leistungen der gesetzlichen Krankenversicherung bei Schwangerschaft und Mutterschaft erforderlich ist. Entsprechendes gilt zugunsten der Frau, die nicht in der gesetzlichen Krankenversicherung versichert ist. Ein Entgeltausfall darf hierdurch nicht eintreten.

§ 17
Erholungsurlaub

Für den Anspruch auf bezahlten Erholungsurlaub und dessen Dauer gelten die Ausfallzeiten wegen mutterschutzrechtlicher Beschäftigungsverbote als Beschäftigungszeiten. Hat die Frau ihren Urlaub vor Beginn der Beschäftigungsverbote nicht oder nicht vollständig erhalten, so kann sie nach Ablauf der Fristen den Resturlaub im laufenden oder im nächsten Urlaubsjahr beanspruchen.

FÜNFTER ABSCHNITT
Durchführung des Gesetzes

§ 18
Auslage des Gesetzes

(1) In Betrieben und Verwaltungen, in denen regelmäßig mehr als drei Frauen beschäftigt werden, ist ein Abdruck dieses Gesetzes an geeigneter Stelle zur Einsicht auszulegen oder auszuhängen.

(2) Wer Heimarbeit ausgibt oder abnimmt, hat in den Räumen der Ausgabe und Abnahme einen Abdruck dieses Gesetzes an geeigneter Stelle zur Einsicht auszulegen oder auszuhängen.

§ 19
Auskunft

(1) Der Arbeitgeber ist verpflichtet, der Aufsichtsbehörde auf Verlangen
1. die zur Erfüllung der Aufgaben dieser Behörde erforderlichen Angaben wahrheitsgemäß und vollständig zu machen,
2. die Unterlagen, aus denen Namen, Beschäftigungsart und -zeiten der werdenden und stillenden Mütter sowie Lohn- und Gehaltszahlungen ersichtlich sind, und alle sonstigen Unterlagen, die sich auf die zu Nummer 1 zu machenden Angaben beziehen, zur Einsicht vorzulegen oder einzusenden.

(2) Die Unterlagen sind mindestens bis zum Ablauf von zwei Jahren nach der letzten Eintragung aufzubewahren.

§ 20
Aufsichtsbehörden

(1) Die Aufsicht über die Ausführung der Vorschriften dieses Gesetzes und der aufgrund dieses Gesetzes erlassenen Vorschriften obliegt den nach Landesrecht zuständigen Behörden (Aufsichtsbehörden).

(2) Die Aufsichtsbehörden haben dieselben Befugnisse und Obliegenheiten wie nach § 139b der Gewerbeordnung die dort genannten besonderen Beamten. Das Grundrecht der Unverletzlichkeit der Wohnung (Artikel 13 des Grundgesetzes) wird insoweit eingeschränkt.

SECHSTER ABSCHNITT
Straftaten und Ordnungswidrigkeiten

§ 21
Straftaten und Ordnungswidrigkeiten

(1) Ordnungswidrig handelt der Arbeitgeber, der vorsätzlich oder fahrlässig

1. den Vorschriften der §§ 3, 4 Abs. 1 bis 3 Satz 1 oder § 6 Abs. 1 bis 3 Satz 1 über die Beschäftigungsverbote vor und nach der Entbindung,
2. den Vorschriften des § 7 Abs. 1 Satz 1 oder Abs. 2 Satz 2 über die Stillzeit,
3. den Vorschriften des § 8 Abs. 1 oder 3 bis 5 Satz 1 über Mehr-, Nacht- oder Sonntagsarbeit,
4. den aufgrund des § 4 Abs. 4 erlassenen Vorschriften, soweit sie für einen bestimmten Tatbestand auf diese Bußgeldvorschrift verweisen,
5. einer vollziehbaren Verfügung der Aufsichtsbehörde nach § 2 Abs. 5, § 4 Abs. 5, § 6 Abs. 3 Satz 2, § 7 Abs. 3 oder § 8 Abs. 5 Satz 2 Halbsatz 1,
6. den Vorschriften des § 5 Abs. 1 Satz 3 über die Benachrichtigung,
7. der Vorschrift des § 16 Satz 1, auch in Verbindung mit Satz 2, über die Freistellung für Untersuchungen oder
8. den Vorschriften des § 18 über die Auslage des Gesetzes oder des § 19 über die Einsicht, Aufbewahrung und Vorlage der Unterlagen und über die Auskunft

zuwiderhandelt.

(2) Die Ordnungswidrigkeit nach Absatz 1 Nr. 1 bis 5 kann mit einer Geldbuße bis zu fünfzehntausend Euro, die Ordnungswidrigkeit nach Absatz 1 Nr. 6 bis 8 mit einer Geldbuße bis zu zweitausendfünfhundert Euro geahndet werden.

(3) Wer vorsätzlich eine der in Absatz 1 Nr. 1 bis 5 bezeichneten Handlungen begeht und dadurch die Frau in ihrer Arbeitskraft oder Gesundheit gefährdet, wird mit Freiheitsstrafe bis zu einem Jahr oder mit Geldstrafe bestraft.

(4) Wer in den Fällen des Absatzes 3 die Gefahr fahrlässig verursacht, wird mit Freiheitsstrafe bis zu sechs Monaten oder mit Geldstrafe bis zu einhundertachtzig Tagessätzen bestraft.

§§ 22 und 23
(aufgehoben)

SIEBTER ABSCHNITT
Schlussvorschriften

§ 24
In Heimarbeit Beschäftigte

Für die in Heimarbeit Beschäftigten und die ihnen Gleichgestellten gelten

1. die §§ 3, 4 und 6 mit der Maßgabe, dass an die Stelle der Beschäftigungsverbote das Verbot der Ausgabe von Heimarbeit tritt,
2. § 2 Abs. 4, § 5 Abs. 1 und 3, § 9 Abs. 1, § 11 Abs. 1, § 13 Abs. 2, die §§ 14, 16, 19 Abs. 1 und § 21 Abs. 1 mit der Maßgabe, dass an die Stelle des Arbeitgebers der Auftraggeber oder Zwischenmeister tritt.

§ 25
(aufgehoben)

Bürgerliches Gesetzbuch

In der Fassung der Bekanntmachung vom 2. Januar 2002 (BGBl. I
S. 42, ber. 2909 und BGBl. 2003 I S. 738), zuletzt geändert durch
Art. 1 des G vom 20. Dezember 2012 (BGBl. I S. 2749)

§ 611a[1]

(aufgehoben)

§ 611b

(aufgehoben)

§ 612
Vergütung

(1) Eine Vergütung gilt als stillschweigend
vereinbart, wenn die Dienstleistung den
Umständen nach nur gegen eine Vergütung zu erwarten ist.

(2) Ist die Höhe der Vergütung nicht bestimmt, so ist bei dem Bestehen einer Taxe
die taxmäßige Vergütung, in Ermangelung
einer Taxe die übliche Vergütung als vereinbart anzusehen.

§ 612a
Maßregelungsverbot

Der Arbeitgeber darf einen Arbeitnehmer
bei einer Vereinbarung oder einer Maßnahme nicht benachteiligen, weil der Arbeitnehmer in zulässiger Weise seine
Rechte ausübt.

§ 613
Unübertragbarkeit

Der zur Dienstleistung Verpflichtete hat
die Dienste im Zweifel in Person zu leisten. Der Anspruch auf die Dienste ist im
Zweifel nicht übertragbar.

§ 623
Schriftform der Kündigung

Die Beendigung von Arbeitsverhältnissen
durch Kündigung oder Auflösungsvertrag
bedürfen zu ihrer Wirksamkeit der Schrift-
form; die elektronische Form ist ausgeschlossen.

---

1) Vgl. § 15 Allgemeines Gleichbehandlungsgesetz

Arbeitsgerichtsgesetz

In der Fassung der Bekanntmachung vom 2. Juli 1979 (BGBl. I
S. 853, ber. S. 1036), zuletzt geändert durch Art. 4 des G vom
21. Juli 2012 (BGBl. I S. 2302)

§ 61b
Klage wegen Benachteiligung.

(1) Eine Klage auf Entschädigung nach
§ 15 des Allgemeinen Gleichbehandlungsgesetzes muss innerhalb von drei Monaten,
nachdem der Anspruch schriftlich geltend
gemacht worden ist, erhoben werden.

(2) Machen mehrere Bewerber wegen Benachteiligung bei der Begründung eines
Arbeitsverhältnisses oder beim beruflichen
Aufstieg eine Entschädigung nach § 15 des
Allgemeinen Gleichbehandlungsgesetzes
gerichtlich geltend, so wird auf Antrag des
Arbeitgebers das Arbeitsgericht, bei dem
die erste Klage erhoben ist, auch für die
übrigen Klagen ausschließlich zuständig.
Die Rechtsstreitigkeiten sind von Amts
wegen an dieses Arbeitsgericht zu verweisen; die Prozesse sind zur gleichzeitigen
Verhandlung und Entscheidung zu verbinden.

(3) Auf Antrag des Arbeitgebers findet die
mündliche Verhandlung nicht vor Ablauf
von sechs Monaten seit Erhebung der ersten Klage statt.

Gesetz über den Nachweis der für ein Arbeitsverhältnis geltenden wesentlichen Bedingungen

Vom 20. Juli 1995 (BGBl. I S. 946) , zuletzt geändert durch Art. 6 des G vom 5. Dezember 2012 (BGBl. I S. 2474)

§ 1
Anwendungsbereich

Dieses Gesetz gilt für alle Arbeitnehmer, es sei denn, dass sie nur zur vorübergehenden Aushilfe von höchstens einem Monat eingestellt werden.

§ 2
Nachweispflicht

(1) Der Arbeitgeber hat spätestens einen Monat nach dem vereinbarten Beginn des Arbeitsverhältnisses die wesentlichen Vertragsbedingungen schriftlich niederzulegen, die Niederschrift zu unterzeichnen und dem Arbeitnehmer auszuhändigen. In die Niederschrift sind mindestens aufzunehmen:

1. der Name und die Anschrift der Vertragsparteien,
2. der Zeitpunkt des Beginns des Arbeitsverhältnisses,
3. bei befristeten Arbeitsverhältnissen: die vorhersehbare Dauer des Arbeitsverhältnisses,
4. der Arbeitsort oder, falls der Arbeitnehmer nicht nur an einem bestimmten Arbeitsort tätig sein soll, ein Hinweis darauf, dass der Arbeitnehmer an verschiedenen Orten beschäftigt werden kann,
5. eine kurze Charakterisierung oder Beschreibung der vom Arbeitnehmer zu leistenden Tätigkeit,
6. die Zusammensetzung und die Höhe des Arbeitsentgelts einschließlich der Zuschläge, der Zulagen, Prämien und Sonderzahlungen sowie anderer Bestandteile des Arbeitsentgelts und deren Fälligkeit,
7. die vereinbarte Arbeitszeit,
8. die Dauer des jährlichen Erholungsurlaubs,
9. die Fristen für die Kündigung des Arbeitsverhältnisses,
10. ein in allgemeiner Form gehaltener Hinweis auf die Tarifverträge, Betriebs- oder Dienstvereinbarungen, die auf das Arbeitsverhältnis anzuwenden sind.

Der Nachweis der wesentlichen Vertragsbedingungen in elektronischer Form ist ausgeschlossen.

(2) Hat der Arbeitnehmer seine Arbeitsleistung länger als einen Monat außerhalb der Bundesrepublik Deutschland zu erbringen, so muss die Niederschrift dem Arbeitnehmer vor seiner Abreise ausgehändigt werden und folgende zusätzliche Angaben enthalten:

1. die Dauer der im Ausland auszuübenden Tätigkeit,
2. die Währung, in der das Arbeitsentgelt ausgezahlt wird,
3. ein zusätzliches mit dem Auslandsaufenthalt verbundenes Arbeitsentgelt und damit verbundene zusätzliche Sachleistungen,
4. die vereinbarten Bedingungen für die Rückkehr des Arbeitnehmers.

(3) Die Angaben nach Absatz 1 Satz 2 Nr. 6 bis 9 und Absatz 2 Nr. 2 und 3 können ersetzt werden durch einen Hinweis auf die einschlägigen Tarifverträge, Betriebs- oder Dienstvereinbarungen und ähnliche Regelungen, die für das Arbeitsverhältnis gelten. Ist in den Fällen des Absatzes 1 Satz 2 Nr. 8 und 9 die jeweilige gesetzliche Regelung maßgebend, so kann hierauf verwiesen werden.

(4) Wenn dem Arbeitnehmer ein schriftlicher Arbeitsvertrag ausgehändigt worden ist, entfällt die Verpflichtung nach den Absätzen 1 und 2, soweit der Vertrag die in den Absätzen 1 bis 3 geforderten Angaben enthält.

§ 3
Änderung der Angaben

Eine Änderung der wesentlichen Vertragsbedingungen ist dem Arbeitnehmer spätestens einen Monat nach der Änderung schriftlich mitzuteilen. Satz 1 gilt nicht bei einer Änderung der gesetzlichen Vorschriften, Tarifverträge, Betriebs- oder Dienstvereinbarungen und ähnlichen Regelungen, die für das Arbeitsverhältnis gelten.

§ 4
Übergangsvorschrift

Hat das Arbeitsverhältnis bereits bei Inkrafttreten dieses Gesetzes bestanden, so ist dem Arbeitnehmer auf sein Verlangen innerhalb von zwei Monaten eine Niederschrift im Sinne des § 2 auszuhändigen. Soweit eine früher ausgestellte Niederschrift oder ein schriftlicher Arbeitsvertrag die nach diesem Gesetz erforderlichen Angaben enthält, entfällt diese Verpflichtung.

§ 5
Unabdingbarkeit

Von den Vorschriften dieses Gesetzes kann nicht zuungunsten des Arbeitnehmers abgewichen werden.

Gesetz zum Elterngeld und zur Elternzeit (Bundeselterngeld- und Elternzeitgesetz – BEEG)

Vom 5. Dezember 2006 (BGBl. I S. 2748), zuletzt geändert durch Art. 10 des G vom 23. Oktober 2012 (BGBl. I S. 2246)

ABSCHNITT 1
Elterngeld

§ 1
Berechtigte

(1) Anspruch auf Elterngeld hat, wer
1. einen Wohnsitz oder seinen gewöhnlichen Aufenthalt in Deutschland hat,
2. mit seinem Kind in einem Haushalt lebt,
3. dieses Kind selbst betreut und erzieht und
4. keine oder keine volle Erwerbstätigkeit ausübt.

(2) Anspruch auf Elterngeld hat auch, wer, ohne eine der Voraussetzungen des Absatzes 1 Nr. 1 zu erfüllen,
1. nach § 4 des Vierten Buches Sozialgesetzbuch dem deutschen Sozialversicherungsrecht unterliegt oder im Rahmen seines in Deutschland bestehenden öffentlich-rechtlichen Dienst- oder Amtsverhältnisses vorübergehend ins Ausland abgeordnet, versetzt oder kommandiert ist,
2. Entwicklungshelfer oder Entwicklungshelferin im Sinne des § 1 des Entwicklungshelfer-Gesetzes ist oder als Missionar oder Missionarin der Missionswerke und -gesellschaften, die Mitglieder oder Vereinbarungspartner des Evangelischen Missionswerkes Hamburg, der Arbeitsgemeinschaft Evangelikaler Missionen e.V, des Deutschen katholischen Missionsrates oder der Arbeitsgemeinschaft pfingstlich-charismatischer Missionen sind, tätig ist oder
3. die deutsche Staatsangehörigkeit besitzt und nur vorübergehend bei einer zwischen- oder überstaatlichen Einrichtung tätig ist, insbesondere nach den Entsenderichtlinien des Bundes beurlaubte Beamte und Beamtinnen, oder wer vorübergehend eine nach § 123a des Beamtenrechtsrahmengesetzes oder

§ 29 des Bundesbeamtengesetzes zugewiesene Tätigkeit im Ausland wahrnimmt.

Dies gilt auch für mit der nach Satz 1 berechtigten Person in einem Haushalt lebende Ehegatten, Ehegattinnen, Lebenspartner oder Lebenspartnerinnen.

(3) Anspruch auf Elterngeld hat abweichend von Absatz 1 Nr. 2 auch, wer
1. mit einem Kind in einem Haushalt lebt, das er mit dem Ziel der Annahme als Kind aufgenommen hat,
2. ein Kind des Ehegatten, der Ehegattin, des Lebenspartners oder der Lebenspartnerin in seinen Haushalt aufgenommen hat oder
3. mit einem Kind in einem Haushalt lebt und die von ihm erklärte Anerkennung der Vaterschaft nach § 1594 Abs. 2 des Bürgerlichen Gesetzbuchs noch nicht wirksam oder über die von ihm beantragte Vaterschaftsfeststellung nach § 1600d des Bürgerlichen Gesetzbuchs noch nicht entschieden ist.

Für angenommene Kinder und Kinder im Sinne des Satzes 1 Nr. 1 sind die Vorschriften dieses Gesetzes mit der Maßgabe anzuwenden, dass statt des Zeitpunktes der Geburt der Zeitpunkt der Aufnahme des Kindes bei der berechtigten Person maßgeblich ist.

(4) Können die Eltern wegen einer schweren Krankheit, Schwerbehinderung oder Tod der Eltern ihr Kind nicht betreuen, haben Verwandte bis zum dritten Grad und ihre Ehegatten, Ehegattinnen, Lebenspartner oder Lebenspartnerinnen Anspruch auf Elterngeld, wenn sie die übrigen Voraussetzungen nach Absatz 1 erfüllen und von anderen Berechtigten Elterngeld nicht in Anspruch genommen wird.

(5) Der Anspruch auf Elterngeld bleibt unberührt, wenn die Betreuung und Erzie-

hung des Kindes aus einem wichtigen Grund nicht sofort aufgenommen werden kann oder wenn sie unterbrochen werden muss.

(6) Eine Person ist nicht voll erwerbstätig, wenn ihre Arbeitszeit 30 Wochenstunden im Durchschnitt des Monats nicht übersteigt, sie eine Beschäftigung zur Berufsbildung ausübt oder sie eine geeignete Tagespflegeperson im Sinne des § 23 des Achten Buches Sozialgesetzbuch ist und nicht mehr als fünf Kinder in Tagespflege betreut.

(7) Ein nicht freizügigkeitsberechtigter Ausländer oder eine nicht freizügigkeitsberechtigte Ausländerin ist nur anspruchsberechtigt, wenn diese Person
1. eine Niederlassungserlaubnis besitzt,
2. eine Aufenthaltserlaubnis besitzt, die zur Ausübung einer Erwerbstätigkeit berechtigt oder berechtigt hat, es sei denn, die Aufenthaltserlaubnis wurde
   a) nach § 16 oder § 17 des Aufenthaltsgesetzes erteilt,
   b) nach § 18 Abs. 2 des Aufenthaltsgesetzes erteilt und die Zustimmung der Bundesagentur für Arbeit darf nach der Beschäftigungsverordnung nur für einen bestimmten Höchstzeitraum erteilt werden,
   c) nach § 23 Abs. 1 des Aufenthaltsgesetzes wegen eines Krieges in ihrem Heimatland oder nach den §§ 23a, 24, 25 Abs. 3 bis 5 des Aufenthaltsgesetzes erteilt,
   d) nach § 104a des Aufenthaltsgesetzes erteilt oder
3. eine in Nummer 2 Buchstabe c genannte Aufenthaltserlaubnis besitzt und
   a) sich seit mindestens drei Jahren rechtmäßig, gestattet oder geduldet im Bundesgebiet aufhält und
   b) *im Bundesgebiet berechtigt erwerbstätig ist, laufende Geldleistungen nach dem Dritten Buch Sozialgesetzbuch bezieht oder Elternzeit in Anspruch nimmt.*[1]

1) § 1 Abs. 7 Nr. 3 Buchst, b: ldF d. G v. 5.12.2006 I 2748 gem. BVerfGE v. 10.7.2012 I 1898 – I BvL 2/10, 1 BvL 3/10, 1 BvL 4/10, 1 BvL 3/11 – Verstoß gegen Art. 3 Abs. 1 und Art. 3 Abs. 3 Satz 1 GG und nichtig

(8) Ein Anspruch entfällt, wenn die berechtigte Person im letzten abgeschlossenen Veranlagungszeitraum ein zu versteuerndes Einkommen nach § 2 Absatz 5 des Einkommensteuergesetzes in Höhe von mehr als 250.000 Euro erzielt hat. Ist auch eine andere Person nach den Absätzen 1, 3 oder 4 berechtigt, entfällt abweichend von Satz 1 der Anspruch, wenn die Summe des zu versteuernden Einkommens beider berechtigter Personen mehr als 500.000 Euro beträgt.

§ 2
Höhe des Elterngeldes

(1) Elterngeld wird in Höhe von 67 Prozent des Einkommens aus Erwerbstätigkeit vor der Geburt des Kindes gewährt. Es wird bis zu einem Höchstbetrag von 1.800 Euro monatlich für volle Monate gezahlt, in denen die berechtigte Person kein Einkommen aus Erwerbstätigkeit hat. Das Einkommen aus Erwerbstätigkeit errechnet sich nach Maßgabe der §§ 2c bis 2f aus der um die Abzüge für Steuern und Sozialabgaben verminderten Summe der positiven Einkünfte aus
1. nichtselbständiger Arbeit nach § 2 Absatz 1 Satz 1 Nummer 4 des Einkommensteuergesetzes sowie
2. Land- und Forstwirtschaft, Gewerbebetrieb und selbständiger Arbeit nach § 2 Absatz 1 Satz 1 Nummer 1 bis 3 des Einkommensteuergesetzes,

die im Inland zu versteuern sind und die die berechtigte Person durchschnittlich monatlich im Bemessungszeitraum nach § 2b oder in Monaten der Bezugszeit nach § 2 Absatz 3 hat.

(2) In den Fällen, in denen das Einkommen aus Erwerbstätigkeit vor der Geburt geringer als 1.000 Euro war, erhöht sich der Prozentsatz von 67 Prozent um 0,1 Prozentpunkte für je 2 Euro, um die dieses Einkommen den Betrag von 1.000 Euro unterschreitet, auf bis zu 100 Prozent. In den Fällen, in denen das Einkommen aus Erwerbstätigkeit vor der Geburt höher als 1.200 Euro war, sinkt der Prozentsatz von 67 Prozent um 0,1 Prozentpunkte für je

2 Euro, um die dieses Einkommen den Betrag von 1.200 Euro überschreitet, auf bis zu 65 Prozent.

(3) Für Monate nach der Geburt des Kindes, in denen die berechtigte Person ein Einkommen aus Erwerbstätigkeit hat, das durchschnittlich geringer ist als das Einkommen aus Erwerbstätigkeit vor der Geburt, wird Elterngeld in Höhe des nach Absatz 1 oder 2 maßgeblichen Prozentsatzes des Unterschiedsbetrages dieser Einkommen aus Erwerbstätigkeit gezahlt. Als Einkommen aus Erwerbstätigkeit vor der Geburt ist dabei höchstens der Betrag von 2.770 Euro anzusetzen.

(4) Elterngeld wird mindestens in Höhe von 300 Euro gezahlt. Dies gilt auch, wenn die berechtigte Person vor der Geburt des Kindes kein Einkommen aus Erwerbstätigkeit hat.

§ 2a
Geschwisterbonus und Mehrlingszuschlag

(1) Lebt die berechtigte Person in einem Haushalt mit
1. zwei Kindern, die noch nicht drei Jahre alt sind, oder
2. drei oder mehr Kindern, die noch nicht sechs Jahre alt sind,

wird das Elterngeld um 10 Prozent, mindestens jedoch um 75 Euro erhöht (Geschwisterbonus). Zu berücksichtigen sind alle Kinder, für die die berechtigte Person die Voraussetzungen des § 1 Absatz 1 und 3 erfüllt und für die sich das Elterngeld nicht nach Absatz 4 erhöht.

(2) Für angenommene Kinder, die noch nicht 14 Jahre alt sind, gilt als Alter des Kindes der Zeitraum seit der Aufnahme des Kindes in den Haushalt der berechtigten Person. Dies gilt auch für Kinder, die die berechtigte Person entsprechend § 1 Absatz 3 Satz 1 Nummer 1 mit dem Ziel der Annahme als Kind in ihren Haushalt aufgenommen hat. Für Kinder mit Behinderung im Sinne von § 2 Absatz 1 Satz 1 des Neunten Buches Sozialgesetzbuch liegt die Altersgrenze nach Absatz 1 Satz 1 bei 14 Jahren.

(3) Der Anspruch auf den Geschwisterbonus endet mit Ablauf des Monats, in dem eine der in Absatz 1 genannten Anspruchsvoraussetzungen entfällt.

(4) Bei Mehrlingsgeburten erhöht sich das Elterngeld um je 300 Euro für das zweite und jedes weitere Kind (Mehrlingszuschlag). Dies gilt auch, wenn ein Geschwisterbonus nach Absatz 1 gezahlt wird.

§ 2b
Bemessungszeitraum

(1) Für die Ermittlung des Einkommens aus nichtselbstständiger Erwerbstätigkeit im Sinne von § 2c vor der Geburt sind die zwölf Kalendermonate vor dem Monat der Geburt des Kindes maßgeblich. Bei der Bestimmung des Bemessungszeitraums nach Satz 1 bleiben Kalendermonate unberücksichtigt, in denen die berechtigte Person
1. ohne Berücksichtigung einer Verlängerung des Auszahlungszeitraums nach § 6 Satz 2 Elterngeld für ein älteres Kind bezogen hat,
2. während der Schutzfristen nach § 3 Absatz 2 oder § 6 Absatz 1 des Mutterschutzgesetzes nicht beschäftigt werden durfte oder Mutterschaftsgeld nach dem Fünften Buch Sozialgesetzbuch oder nach dem Zweiten Gesetz über die Krankenversicherung der Landwirte bezogen hat,
3. eine Krankheit hatte, die maßgeblich durch eine Schwangerschaft bedingt war, oder
4. Wehrdienst nach dem Wehrpflichtgesetz in der bis zum 31. Mai 2011 geltenden Fassung oder nach dem Vierten Abschnitt des Soldatengesetzes oder Zivildienst nach dem Zivildienstgesetz geleistet hat

und in den Fällen der Nummern 3 und 4 dadurch ein geringeres Einkommen aus Erwerbstätigkeit hatte.

(2) Für die Ermittlung des Einkommens aus selbstständiger Erwerbstätigkeit im Sinne von § 2d vor der Geburt sind die jeweiligen steuerlichen Gewinnermittlungszeiträume maßgeblich, die dem letz-

ten abgeschlossenen steuerlichen Veranlagungszeitraum vor der Geburt des Kindes zugrunde liegen. Haben in einem Gewinnermittlungszeitraum die Voraussetzungen des Absatzes 1 Satz 2 vorgelegen, sind auf Antrag die Gewinnermittlungszeiträume maßgeblich, die dem diesen Ereignissen vorangegangenen abgeschlossenen steuerlichen Veranlagungszeitraum zugrunde liegen.

(3) Abweichend von Absatz 1 ist für die Ermittlung des Einkommens aus nichtselbstständiger Erwerbstätigkeit vor der Geburt der steuerliche Veranlagungszeitraum maßgeblich, der den Gewinnermittlungszeiträumen nach Absatz 2 zugrunde liegt, wenn die berechtigte Person in den Zeiträumen nach Absatz 1 oder Absatz 2 Einkommen aus selbstständiger Erwerbstätigkeit hatte. Haben im Bemessungszeitraum nach Satz 1 die Voraussetzungen des Absatzes 1 Satz 2 vorgelegen, ist Absatz 2 Satz 2 mit der zusätzlichen Maßgabe anzuwenden, dass für die Ermittlung des Einkommens aus nichtselbstständiger Erwerbstätigkeit vor der Geburt der vorangegangene steuerliche Veranlagungszeitraum maßgeblich ist.

§ 2c
Einkommen aus nichtselbstständiger Erwerbstätigkeit

(1) Der monatlich durchschnittlich zu berücksichtigende Überschuss der Einnahmen aus nichtselbstständiger Arbeit in Geld oder Geldeswert über ein Zwölftel des Arbeitnehmer-Pauschbetrags, vermindert um die Abzüge für Steuern und Sozialabgaben nach den §§ 2e und 2f, ergibt das Einkommen aus nichtselbstständiger Erwerbstätigkeit. Nicht berücksichtigt werden Einnahmen, die im Lohnsteuerabzugsverfahren als sonstige Bezüge behandelt werden. Maßgeblich ist der Arbeitnehmer-Pauschbetrag nach § 9a Satz 1 Nummer 1 Buchstabe a des Einkommensteuergesetzes in der am 1. Januar des Kalenderjahres vor der Geburt des Kindes für dieses Jahr geltenden Fassung.

(2) Grundlage der Ermittlung der Einnahmen sind die Angaben in den für die maßgeblichen Monate erstellten Lohn- und Gehaltsbescheinigungen des Arbeitgebers.

(3) Grundlage der Ermittlung der nach den §§ 2e und 2f erforderlichen Abzugsmerkmale für Steuern und Sozialabgaben sind die Angaben in der Lohn- und Gehaltsbescheinigung, die für den letzten Monat im Bemessungszeitraum mit Einnahmen nach Absatz 1 erstellt wurde. Soweit sich in den Lohn- und Gehaltsbescheinigungen des Bemessungszeitraums eine Angabe zu einem Abzugsmerkmal geändert hat, ist die von der Angabe nach Satz 1 abweichende Angabe maßgeblich, wenn sie in der überwiegenden Zahl der Monate des Bemessungszeitraums gegolten hat.

§ 2d
Einkommen aus selbstständiger Erwerbstätigkeit

(1) Die monatlich durchschnittlich zu berücksichtigende Summe der positiven Einkünfte aus Land- und Forstwirtschaft, Gewerbebetrieb und selbstständiger Arbeit (Gewinneinkünfte), vermindert um die Abzüge für Steuern und Sozialabgaben nach den §§ 2e und 2f, ergibt das Einkommen aus selbstständiger Erwerbstätigkeit.

(2) Bei der Ermittlung der im Bemessungszeitraum zu berücksichtigenden Gewinneinkünfte sind die entsprechenden im Einkommensteuerbescheid ausgewiesenen Gewinne anzusetzen. Ist kein Einkommensteuerbescheid zu erstellen, werden die Gewinneinkünfte in entsprechender Anwendung des Absatzes 3 ermittelt.

(3) Grundlage der Ermittlung der in den Bezugsmonaten zu berücksichtigenden Gewinneinkünfte ist eine Gewinnermittlung, die mindestens den Anforderungen des § 4 Absatz 3 des Einkommensteuergesetzes entspricht. Als Betriebsausgaben sind 25 Prozent der zugrunde gelegten Einnahmen oder auf Antrag die damit zusammenhängenden tatsächlichen Betriebsausgaben anzusetzen.

(4) Soweit nicht in § 2c Absatz 3 etwas anderes bestimmt ist, sind bei der Ermittlung der nach § 2e erforderlichen Abzugsmerk-

male für Steuern die Angaben im Einkommensteuerbescheid maßgeblich. § 2c Absatz 3 Satz 2 gilt entsprechend.

§ 2e
Abzüge für Steuern

(1) Als Abzüge für Steuern sind Beträge für die Einkommensteuer, den Solidaritätszuschlag und, wenn die berechtigte Person kirchensteuerpflichtig ist, die Kirchensteuer zu berücksichtigen. Die Abzüge für Steuern werden einheitlich für Einkommen aus nichtselbstständiger und selbstständiger Erwerbstätigkeit auf Grundlage einer Berechnung anhand des am 1. Januar des Kalenderjahres vor der Geburt des Kindes für dieses Jahr geltenden Programmablaufplans für die maschinelle Berechnung der vom Arbeitslohn einzubehaltenden Lohnsteuer, des Solidaritätszuschlags und der Maßstabsteuer für die Kirchenlohnsteuer im Sinne von § 39b Absatz 6 des Einkommensteuergesetzes nach den Maßgaben der Absätze 2 bis 5 ermittelt.

(2) Bemessungsgrundlage für die Ermittlung der Abzüge für Steuern ist die monatlich durchschnittlich zu berücksichtigende Summe der Einnahmen nach § 2c, soweit sie von der berechtigten Person zu versteuern sind, und der Gewinneinkünfte nach § 2d. Bei der Ermittlung der Abzüge für Steuern nach Absatz 1 werden folgende Pauschalen berücksichtigt:

1. der Arbeitnehmer-Pauschbetrag nach § 9a Satz 1 Nummer 1 Buchstabe a des Einkommensteuergesetzes, wenn die berechtigte Person von ihr zu versteuernde Einnahmen hat, die unter § 2c fallen, und

2. eine Vorsorgepauschale
   a) mit den Teilbeträgen nach § 39b Absatz 2 Satz 5 Nummer 3 Buchstabe b und c des Einkommensteuergesetzes, falls die berechtigte Person von ihr zu versteuernde Einnahmen nach § 2c hat, ohne in der gesetzlichen Rentenversicherung oder einer vergleichbaren Einrichtung versicherungspflichtig gewesen zu sein, oder

b) mit den Teilbeträgen nach § 39b Absatz 2 Satz 5 Nummer 3 Buchstabe a bis c des Einkommensteuergesetzes in allen übrigen Fällen,

wobei die Höhe der Teilbeträge ohne Berücksichtigung der besonderen Regelungen zur Berechnung der Beiträge nach § 55 Absatz 3 und § 58 Absatz 3 des Elften Buches Sozialgesetzbuch bestimmt wird.

(3) Als Abzug für die Einkommensteuer ist der Betrag anzusetzen, der sich unter Berücksichtigung der Steuerklasse und des Faktors nach § 39f des Einkommensteuergesetzes nach § 2c Absatz 3 ergibt; die Steuerklasse VI bleibt unberücksichtigt. War die berechtigte Person im Bemessungszeitraum nach § 2b in keine Steuerklasse eingereiht oder ist nach § 2d zu berücksichtigender Gewinn höher als ein nach § 2c zu berücksichtigender Überschuss der Einnahmen über ein Zwölftel des Arbeitnehmer-Pauschbetrags, ist als Abzug für die Einkommensteuer der Betrag anzusetzen, der sich unter Berücksichtigung der Steuerklasse IV ohne Berücksichtigung eines Faktors nach § 39f des Einkommensteuergesetzes ergibt.

(4) Als Abzug für den Solidaritätszuschlag ist der Betrag anzusetzen, der sich nach den Maßgaben des Solidaritätszuschlagsgesetzes 1995 für die Einkommensteuer nach Absatz 3 ergibt. Freibeträge für Kinder werden nach den Maßgaben des § 3 Absatz 2a des Solidaritätszuschlagsgesetzes 1995 berücksichtigt.

(5) Als Abzug für die Kirchensteuer ist der Betrag anzusetzen, der sich unter Anwendung eines Kirchensteuersatzes von 8 Prozent für die Einkommensteuer nach Absatz 3 ergibt. Freibeträge für Kinder werden nach den Maßgaben des § 51a Absatz 2a des Einkommensteuergesetzes berücksichtigt.

(6) Vorbehaltlich der Absätze 2 bis 5 werden Freibeträge und Pauschalen nur berücksichtigt, wenn sie ohne weitere Voraussetzung jeder berechtigten Person zustehen.

§ 2f
Abzüge für Sozialabgaben

(1) Als Abzüge für Sozialabgaben sind Beträge für die gesetzliche Sozialversicherung oder für eine vergleichbare Einrichtung sowie für die Arbeitsförderung zu berücksichtigen. Die Abzüge für Sozialabgaben werden einheitlich für Einkommen aus nichtselbstständiger und selbstständiger Erwerbstätigkeit anhand folgender Beitragssatzpauschalen ermittelt:

1. 9 Prozent für die Kranken- und Pflegeversicherung, falls die berechtigte Person in der gesetzlichen Krankenversicherung nach § 5 Absatz 1 Nummer 1 bis 12 des Fünften Buches Sozialgesetzbuch versicherungspflichtig gewesen ist,

2. 10 Prozent für die Rentenversicherung, falls die berechtigte Person in der gesetzlichen Rentenversicherung oder einer vergleichbaren Einrichtung versicherungspflichtig gewesen ist, und

3. 2 Prozent für die Arbeitsförderung, falls die berechtigte Person nach dem Dritten Buch Sozialgesetzbuch versicherungspflichtig gewesen ist.

(2) Bemessungsgrundlage für die Ermittlung der Abzüge für Sozialabgaben ist die monatlich durchschnittlich zu berücksichtigende Summe der Einnahmen nach § 2c und der Gewinneinkünfte nach § 2d. Einnahmen aus Beschäftigungen im Sinne des § 8, des § 8a oder des § 20 Absatz 3 Satz 1 des Vierten Buches Sozialgesetzbuch werden nicht berücksichtigt. Für Einnahmen aus Beschäftigungsverhältnissen im Sinne des § 20 Absatz 2 des Vierten Buches Sozialgesetzbuch ist der Betrag anzusetzen, der sich nach § 344 Absatz 4 des Dritten Buches Sozialgesetzbuch für diese Einnahmen ergibt, wobei der Faktor im Sinne des § 163 Absatz 10 Satz 2 des Sechsten Buches Sozialgesetzbuch unter Zugrundelegung der Beitragssatzpauschalen nach Absatz 1 bestimmt wird.

(3) Andere Maßgaben zur Bestimmung der sozialversicherungsrechtlichen Beitragsbemessungsgrundlagen werden nicht berücksichtigt.

§ 3
Anrechnung von anderen Einnahmen

(1) Auf das der berechtigten Person nach § 2 oder nach § 2 in Verbindung mit § 2a zustehende Elterngeld werden folgende Einnahmen angerechnet:

1. Mutterschaftsleistungen in Form des Mutterschaftsgeldes nach dem Fünften Buch Sozialgesetzbuch oder nach dem Zweiten Gesetz über die Krankenversicherung der Landwirte mit Ausnahme des Mutterschaftsgeldes nach § 13 Absatz 2 des Mutterschutzgesetzes oder des Zuschusses zum Mutterschaftsgeld nach § 14 des Mutterschutzgesetzes, die der berechtigten Person für die Zeit ab dem Tag der Geburt des Kindes zustehen,

2. Dienst- und Anwärterbezüge sowie Zuschüsse, die der berechtigten Person nach beamten- oder soldatenrechtlichen Vorschriften für die Zeit eines Beschäftigungsverbots ab dem Tag der Geburt des Kindes zustehen,

3. dem Elterngeld vergleichbare Leistungen, auf die eine nach § 1 berechtigte Person außerhalb Deutschlands oder gegenüber einer über- oder zwischenstaatlichen Einrichtung Anspruch hat,

4. Elterngeld, das der berechtigten Person für ein älteres Kind zusteht, sowie

5. Einnahmen, die der berechtigten Person als Ersatz für Erwerbseinkommen zustehen und
   a) die nicht bereits für die Berechnung des Elterngeldes nach § 2 berücksichtigt werden oder
   b) bei deren Berechnung das Elterngeld nicht berücksichtigt wird.

Stehen der berechtigten Person die Einnahmen nur für einen Teil des Lebensmonats des Kindes zu, sind sie nur auf den entsprechenden Teil des Elterngeldes anzurechnen. Für jeden Kalendermonat, in dem Einnahmen nach Satz 1 Nummer 4 oder Nummer 5 im Bemessungszeitraum bezogen worden sind, wird der Anrechnungsbetrag um ein Zwölftel gemindert.

(2) Bis zu einem Betrag von 300 Euro ist das Elterngeld von der Anrechnung nach Absatz 1 frei, soweit nicht Einnahmen

nach Absatz 1 Satz 1 Nummer 1 bis 3 auf das Elterngeld anzurechnen sind. Dieser Betrag erhöht sich bei Mehrlingsgeburten um je 300 Euro für das zweite und jedes weitere Kind.

(3) Solange kein Antrag auf die in Absatz 1 Satz 1 Nummer 3 genannten vergleichbaren Leistungen gestellt wird, ruht der Anspruch auf Elterngeld bis zur möglichen Höhe der vergleichbaren Leistung.

§ 4
Bezugszeitraum

(1) Elterngeld kann in der Zeit vom Tag der Geburt bis zur Vollendung des 14. Lebensmonats des Kindes bezogen werden. Für angenommene Kinder und Kinder im Sinne des § 1 Abs. 3 Nr. 1 kann Elterngeld ab Aufnahme bei der berechtigten Person für die Dauer von bis zu 14 Monaten, längstens bis zur Vollendung des achten Lebensjahres des Kindes bezogen werden.

(2) Elterngeld wird in Monatsbeträgen für Lebensmonate des Kindes gezahlt. Die Eltern haben insgesamt Anspruch auf zwölf Monatsbeträge. Sie haben Anspruch auf zwei weitere Monatsbeträge, wenn für zwei Monate eine Minderung des Einkommens aus Erwerbstätigkeit erfolgt. Die Eltern können die jeweiligen Monatsbeträge abwechselnd oder gleichzeitig beziehen.

(3) Ein Elternteil kann mindestens für zwei und höchstens für zwölf Monate Elterngeld beziehen. Lebensmonate des Kindes, in denen einem Elternteil nach § 3 Absatz 1 Nummer 1 bis 3 anzurechnende Einnahmen zustehen, gelten als Monate, für die dieser Elternteil Elterngeld bezieht. Ein Elternteil kann abweichend von Satz 1 für 14 Monate Elterngeld beziehen, wenn eine Minderung des Einkommens aus Erwerbstätigkeit erfolgt und mit der Betreuung durch den anderen Elternteil eine Gefährdung des Kindeswohls im Sinne von § 1666 Abs. 1 und 2 des Bürgerlichen Gesetzbuchs verbunden wäre oder die Betreuung durch den anderen Elternteil unmöglich ist, insbesondere weil er wegen einer schweren Krankheit oder Schwerbehinderung sein Kind nicht betreuen kann; für die Feststellung der Unmöglichkeit der

Betreuung bleiben wirtschaftliche Gründe und Gründe einer Verhinderung wegen anderweitiger Tätigkeiten außer Betracht. Elterngeld für 14 Monate steht einem Elternteil auch zu, wenn

1. ihm die elterliche Sorge oder zumindest das Aufenthaltsbestimmungsrecht allein zusteht oder er eine einstweilige Anordnung erwirkt hat, mit der ihm die elterliche Sorge oder zumindest das Aufenthaltsbestimmungsrecht für das Kind vorläufig übertragen worden ist,

2. eine Minderung des Einkommens aus Erwerbstätigkeit erfolgt und

3. der andere Elternteil weder mit ihm noch mit dem Kind in einer Wohnung lebt.

(4) Der Anspruch endet mit dem Ablauf des Monats, in dem eine Anspruchsvoraussetzung entfallen ist.

(5) Die Absätze 2 und 3 gelten in den Fällen des § 1 Abs. 3 und 4 entsprechend. Nicht sorgeberechtigte Elternteile und Personen, die nach § 1 Abs. 3 Nr. 2 und 3 Elterngeld beziehen können, bedürfen der Zustimmung des sorgeberechtigten Elternteils.

§ 5
Zusammentreffen von Ansprüchen

(1) Erfüllen beide Elternteile die Anspruchsvoraussetzungen, bestimmen sie, wer von ihnen welche Monatsbeträge in Anspruch nimmt.

(2) Beanspruchen beide Elternteile zusammen mehr als die ihnen zustehenden zwölf oder 14 Monatsbeträge Elterngeld, besteht der Anspruch eines Elternteils, der nicht über die Hälfte der Monatsbeträge hinausgeht, ungekürzt; der Anspruch des anderen Elternteils wird gekürzt auf die verbleibenden Monatsbeträge. Beanspruchen beide Elternteile Elterngeld für mehr als die Hälfte der Monate, steht ihnen jeweils die Hälfte der Monatsbeträge zu.

(3) Die Absätze 1 und 2 gelten in den Fällen des § 1 Abs. 3 und 4 entsprechend. Wird eine Einigung mit einem nicht sorgeberechtigten Elternteil oder einer Person, die nach § 1 Abs. 3 Nr. 2 und 3 El-

terngeld beziehen kann, nicht erzielt, kommt es abweichend von Absatz 2 allein auf die Entscheidung des sorgeberechtigten Elternteils an.

§ 6
Auszahlung und Verlängerungsmöglichkeit

Das Elterngeld wird im Laufe des Monats gezahlt, für den es bestimmt ist. Die einer Person zustehenden Monatsbeträge werden auf Antrag in jeweils zwei halben Monatsbeträgen ausgezahlt, so dass sich der Auszahlungszeitraum verdoppelt. Die zweite Hälfte der jeweiligen Monatsbeträge wird beginnend mit dem Monat gezahlt, der auf den letzten Monat folgt, für den der berechtigten Person ein Monatsbetrag der ersten Hälfte gezahlt wurde.

§ 7
Antragstellung

(1) Das Elterngeld ist schriftlich zu beantragen. Es wird rückwirkend nur für die letzten drei Monate vor Beginn des Monats geleistet, in dem der Antrag auf Elterngeld eingegangen ist.

(2) In dem Antrag ist anzugeben, für welche Monate Elterngeld beantragt wird. Die im Antrag getroffenen Entscheidungen können bis zum Ende des Bezugszeitraums geändert werden. Eine Änderung kann rückwirkend nur für die letzten drei Monate vor Beginn des Monats verlangt werden, in dem der Änderungsantrag eingegangen ist. Sie ist außer in den Fällen besonderer Härte unzulässig, soweit Monatsbeträge bereits ausgezahlt sind. Im Übrigen finden die für die Antragstellung geltenden Vorschriften auch auf den Änderungsantrag Anwendung.

(3) Der Antrag ist außer in den Fällen des § 4 Abs. 3 Satz 3 und 4 und der Antragstellung durch eine allein sorgeberechtigte Person von der Person, die ihn stellt, und zur Bestätigung der Kenntnisnahme auch von der anderen berechtigten Person zu unterschreiben. Die andere berechtigte Person kann gleichzeitig einen Antrag auf das von ihr beanspruchte Elterngeld stellen

oder der Behörde anzeigen, für wie viele Monate sie Elterngeld beansprucht, wenn mit ihrem Anspruch die Höchstgrenze nach § 4 Abs. 2 Satz 2 und 3 überschritten würde. Liegt der Behörde weder ein Antrag noch eine Anzeige der anderen berechtigten Person nach Satz 2 vor, erhält der Antragsteller oder die Antragstellerin die Monatsbeträge ausgezahlt; die andere berechtigte Person kann bei einem späteren Antrag abweichend von § 5 Abs. 2 nur für die unter Berücksichtigung von § 4 Abs. 2 Satz 2 und 3 verbleibenden Monate Elterngeld erhalten.

§ 8
Auskunftspflicht, Nebenbestimmungen

(1) Soweit im Antrag Angaben zum voraussichtlichen Einkommen aus Erwerbstätigkeit gemacht wurden, ist nach Ablauf des Bezugszeitraums für diese Zeit das tatsächliche Einkommen aus Erwerbstätigkeit nachzuweisen.

(2) Elterngeld wird in den Fällen, in denen die berechtigte Person nach ihren Angaben im Antrag im Bezugszeitraum voraussichtlich kein Einkommen aus Erwerbstätigkeit haben wird, unter dem Vorbehalt des Widerrufs für den Fall gezahlt, dass sie entgegen ihren Angaben im Antrag Einkommen aus Erwerbstätigkeit hat. In den Fällen, in denen zum Zeitpunkt der Antragstellung der Steuerbescheid der berechtigten Person oder einer anderen nach § 1 Absatz 1, 3 oder 4 anspruchsberechtigten Person für den letzten abgeschlossenen Veranlagungszeitraum nicht vorliegt und nach den Angaben im Antrag die Beträge nach § 1 Absatz 8 voraussichtlich nicht überschritten werden, wird Elterngeld unter dem Vorbehalt des Widerrufs für den Fall gezahlt dass entgegen den Angaben im Antrag die Beträge nach § 1 Absatz 8 überschritten werden.

(3) Kann das Einkommen aus Erwerbstätigkeit vor der Geburt nicht ermittelt werden oder hat die berechtigte Person nach den Angaben im Antrag im Bezugszeitraum voraussichtlich Einkommen aus Erwerbstätigkeit, wird Elterngeld bis zum

Nachweis des tatsächlich zu berücksichtigenden Einkommens aus Erwerbstätigkeit vorläufig unter Berücksichtigung des glaubhaft gemachten Einkommens aus Erwerbstätigkeit gezahlt. Das Gleiche gilt in Fällen, in denen zum Zeitpunkt der Antragstellung der Steuerbescheid der berechtigten Person oder einer anderen nach § 1 Absatz 1, 3 oder 4 anspruchsberechtigten Person für den letzten abgeschlossenen Veranlagungszeitraum nicht vorliegt und in denen noch nicht angegeben werden kann, ob die Beträge nach § 1 Absatz 8 überschritten werden.

§ 9
Einkommens- und Arbeitszeitnachweis, Auskunftspflicht des Arbeitgebers

Soweit es zum Nachweis des Einkommens aus Erwerbstätigkeit oder der wöchentlichen Arbeitszeit erforderlich ist, hat der Arbeitgeber der nach § 12 zuständigen Behörde für bei ihm Beschäftigte das Arbeitsentgelt, die für die Ermittlung der nach den §§ 2e und 2f erforderlichen Abzugsmerkmale für Steuern und Sozialabgaben sowie die Arbeitszeit auf Verlangen zu bescheinigen das Gleiche gilt für ehemalige Arbeitgeber. Für die in Heimarbeit Beschäftigten und die ihnen Gleichgestellten (§ 1 Absatz 1 und 2 des Heimarbeitsgesetzes) tritt an die Stelle des Arbeitgebers der Auftraggeber oder Zwischenmeister.

§ 10
Verhältnis zu anderen Sozialleistungen

(1) Das Elterngeld und vergleichbare Leistungen der Länder sowie die nach § 3 auf das Elterngeld angerechneten Einnahmen bleiben bei Sozialleistungen, deren Zahlung von anderen Einkommen abhängig ist, bis zu einer Höhe von insgesamt 300 Euro im Monat als Einkommen unberücksichtigt.

(2) Das Elterngeld und vergleichbare Leistungen der Länder sowie die nach § 3 auf das Elterngeld angerechneten Einnahmen dürfen bis zu einer Höhe von 300 Euro nicht dafür herangezogen werden, um auf

Rechtsvorschriften beruhende Leistungen anderer, auf die kein Anspruch besteht, zu versagen.

(3) Bei Ausübung der Verlängerungsoption nach § 6 Satz 2 bleibt das Elterngeld nur bis zur Hälfte des Anrechnungsfreibetrags, der nach Abzug der anderen nach Absatz 1 nicht zu berücksichtigenden Einnahmen für das Elterngeld verbleibt, als Einkommen unberücksichtigt und darf nur bis zu dieser Höhe nicht dafür herangezogen werden, um auf Rechtsvorschriften beruhende Leistungen anderer, auf die kein Anspruch besteht, zu versagen.

(4) Die nach den Absätzen 1 bis 3 nicht zu berücksichtigenden oder nicht heranzuziehenden Beträge vervielfachen sich bei Mehrlingsgeburten mit der Zahl der geborenen Kinder.

(5) Die Absätze 1 bis 4 gelten nicht bei Leistungen nach dem Zweiten Buch Sozialgesetzbuch, dem Zwölften Buch Sozialgesetzbuch und § 6a des Bundeskindergeldgesetzes. Bei den in Satz 1 bezeichneten Leistungen bleiben das Elterngeld und vergleichbare Leistungen der Länder sowie die nach § 3 auf das Elterngeld angerechneten Einnahmen in Höhe des nach § 2 Absatz 1 berücksichtigten Einkommens aus Erwerbstätigkeit vor der Geburt bis zu 300 Euro im Monat als Einkommen unberücksichtigt. In den Fällen des § 6 Satz 2 verringern sich die Beträge nach Satz 2 um die Hälfte.

(6) Die Absätze 1 bis 4 gelten entsprechend, soweit für eine Sozialleistung ein Kostenbeitrag erhoben werden kann, der einkommensabhängig ist.

§ 11
Unterhaltspflichten

Unterhaltsverpflichtungen werden durch die Zahlung des Elterngeldes und vergleichbarer Leistungen der Länder nur insoweit berührt, als die Zahlung 300 Euro monatlich übersteigt. In den Fällen des § 6 Satz 2 werden die Unterhaltspflichten insoweit berührt, als die Zahlung 150 Euro übersteigt. Die in den Sätzen 1 und 2 genannten Beträge vervielfachen sich bei

Mehrlingsgeburten mit der Zahl der geborenen Kinder. Die Sätze 1 bis 3 gelten nicht in den Fällen des § 1361 Abs. 3, der §§ 1579, 1603 Abs. 2 und des § 1611 Abs. 1 des Bürgerlichen Gesetzbuchs.

§ 12
Zuständigkeit; Aufbringung der Mittel

(1) Die Landesregierungen oder die von ihnen beauftragten Stellen bestimmen die für die Ausführung dieses Gesetzes zuständigen Behörden. Diesen Behörden obliegt auch die Beratung zur Elternzeit. In den Fällen des § 1 Abs. 2 ist die von den Ländern für die Durchführung dieses Gesetzes bestimmte Behörde des Bezirks zuständig, in dem die berechtigte Person ihren letzten inländischen Wohnsitz hatte; hilfsweise ist die Behörde des Bezirks zuständig, in dem der entsendende Dienstherr oder Arbeitgeber der berechtigten Person oder der Arbeitgeber des Ehegatten, der Ehegattin, des Lebenspartners oder der Lebenspartnerin der berechtigten Person den inländischen Sitz hat.

(2) Der Bund trägt die Ausgaben für das Elterngeld.

§ 13
Rechtsweg

(1) Über öffentlich-rechtliche Streitigkeiten in Angelegenheiten der §§ 1 bis 12 entscheiden die Gerichte der Sozialgerichtsbarkeit. § 85 Abs. 2 Nr. 2 des Sozialgerichtsgesetzes gilt mit der Maßgabe, dass die zuständige Stelle nach § 12 bestimmt wird.

(2) Widerspruch und Anfechtungsklage haben keine aufschiebende Wirkung.

§ 14
Bußgeldvorschriften

(1) Ordnungswidrig handelt, wer vorsätzlich oder fahrlässig
1. entgegen § 9 eine dort genannte Angabe nicht, nicht richtig, nicht vollständig oder nicht rechtzeitig bescheinigt,
2. entgegen § 60 Abs. 1 Satz 1 Nr. 1 des Ersten Buches Sozialgesetzbuch, auch

in Verbindung mit § 8 Abs. 1 Satz 1, eine Angabe nicht, nicht richtig, nicht vollständig oder nicht rechtzeitig macht,
3. entgegen § 60 Abs. 1 Satz 1 Nr. 2 des Ersten Buches Sozialgesetzbuch eine Mitteilung nicht, nicht richtig, nicht vollständig oder nicht rechtzeitig macht oder
4. entgegen § 60 Abs. 1 Satz 1 Nr. 3 des Ersten Buches Sozialgesetzbuch eine Beweisurkunde nicht, nicht richtig, nicht vollständig oder nicht rechtzeitig vorlegt.

(2) Die Ordnungswidrigkeit kann mit einer Geldbuße von bis zu zweitausend Euro geahndet werden.

(3) Verwaltungsbehörden im Sinne des § 36 Abs. 1 Nr. 1 des Gesetzes über Ordnungswidrigkeiten sind die in § 12 Abs. 1 Satz 1 und 3 genannten Behörden.

ABSCHNITT 2
Elternzeit für Arbeitnehmerinnen und Arbeitnehmer

§ 15
Anspruch auf Elternzeit

(1) Arbeitnehmerinnen und Arbeitnehmer haben Anspruch auf Elternzeit, wenn sie
1. a) mit ihrem Kind,
   b) mit einem Kind, für das sie die Anspruchsvoraussetzungen nach § 1 Abs. 3 oder 4 erfüllen, oder
   c) mit einem Kind, das sie in Vollzeitpflege nach § 33 des Achten Buches Sozialgesetzbuch aufgenommen haben,

   in einem Haushalt leben und
2. dieses Kind selbst betreuen und erziehen.

Nicht sorgeberechtigte Elternteile und Personen, die nach Satz 1 Nr. 1 Buchstabe b und c Elternzeit nehmen können, bedürfen der Zustimmung des sorgeberechtigten Elternteils.

(1a) Anspruch auf Elternzeit haben Arbeitnehmer und Arbeitnehmerinnen auch, wenn sie mit ihrem Enkelkind in einem

Haushalt leben und dieses Kind selbst betreuen und erziehen und

1. ein Elternteil des Kindes minderjährig ist oder

2. ein Elternteil des Kindes sich im letzten oder vorletzten Jahr einer Ausbildung befindet, die vor Vollendung des 18. Lebensjahres begonnen wurde und die Arbeitskraft des Elternteils im Allgemeinen voll in Anspruch nimmt.

Der Anspruch besteht nur für Zeiten, in denen keiner der Elternteile des Kindes selbst Elternzeit beansprucht.

(2) Der Anspruch auf Elternzeit besteht bis zur Vollendung des dritten Lebensjahres eines Kindes. Die Zeit der Mutterschutzfrist nach § 6 Abs. 1 des Mutterschutzgesetzes wird auf die Begrenzung nach Satz 1 angerechnet. Bei mehreren Kindern besteht der Anspruch auf Elternzeit für jedes Kind, auch wenn sich die Zeiträume im Sinne von Satz 1 überschneiden. Ein Anteil der Elternzeit von bis zu zwölf Monaten ist mit Zustimmung des Arbeitgebers auf die Zeit bis zur Vollendung des achten Lebensjahres übertragbar; dies gilt auch, wenn sich die Zeiträume im Sinne von Satz 1 bei mehreren Kindern überschneiden. Bei einem angenommenen Kind und bei einem Kind in Vollzeit- oder Adoptionspflege kann Elternzeit von insgesamt bis zu drei Jahren ab der Aufnahme bei der berechtigten Person, längstens bis zur Vollendung des achten Lebensjahres des Kindes genommen werden; die Sätze 3 und 4 sind entsprechend anwendbar, soweit sie die zeitliche Aufteilung regeln. Der Anspruch kann nicht durch Vertrag ausgeschlossen oder beschränkt werden.

(3) Die Elternzeit kann, auch anteilig, von jedem Elternteil allein oder von beiden Elternteilen gemeinsam genommen werden. Satz 1 gilt in den Fällen des Absatzes 1 Satz 1 Nr. 1 Buchstabe b und c entsprechend.

(4) Der Arbeitnehmer oder die Arbeitnehmerin darf während der Elternzeit nicht mehr als 30 Wochenstunden im Durchschnitt des Monats erwerbstätig sein. Eine im Sinne des § 23 des Achten Buches Sozialgesetzbuch geeignete Tagespflegeperson kann bis zu fünf Kinder in Tagespflege betreuen, auch wenn die wöchentliche Betreuungszeit 30 Stunden übersteigt. Teilzeitarbeit bei einem anderen Arbeitgeber oder selbstständige Tätigkeit nach Satz 1 bedürfen der Zustimmung des Arbeitgebers. Dieser kann sie nur innerhalb von vier Wochen aus dringenden betrieblichen Gründen schriftlich ablehnen.

(5) Der Arbeitnehmer oder die Arbeitnehmerin kann eine Verringerung der Arbeitszeit und ihre Ausgestaltung beantragen. Über den Antrag sollen sich der Arbeitgeber und der Arbeitnehmer oder die Arbeitnehmerin innerhalb von vier Wochen einigen. Der Antrag kann mit der schriftlichen Mitteilung nach Absatz 7 Satz 1 Nr. 5 verbunden werden. Unberührt bleibt das Recht, sowohl die vor der Elternzeit bestehende Teilzeitarbeit unverändert während der Elternzeit fortzusetzen, soweit Absatz 4 beachtet ist, als auch nach der Elternzeit zu der Arbeitszeit zurückzukehren, die vor Beginn der Elternzeit vereinbart war.

(6) Der Arbeitnehmer oder die Arbeitnehmerin kann gegenüber dem Arbeitgeber, soweit eine Einigung nach Absatz 5 nicht möglich ist, unter den Voraussetzungen des Absatzes 7 während der Gesamtdauer der Elternzeit zweimal eine Verringerung seiner oder ihrer Arbeitszeit beanspruchen.

(7) Für den Anspruch auf Verringerung der Arbeitszeit gelten folgende Voraussetzungen:

1. Der Arbeitgeber beschäftigt, unabhängig von der Anzahl der Personen in Berufsbildung, in der Regel mehr als 15 Arbeitnehmer und Arbeitnehmerinnen,

2. das Arbeitsverhältnis in demselben Betrieb oder Unternehmen besteht ohne Unterbrechung länger als sechs Monate,

3. die vertraglich vereinbarte regelmäßige Arbeitszeit soll für mindestens zwei Monate auf einen Umfang zwischen 15 und 30 Wochenstunden verringert werden,

4. dem Anspruch stehen keine dringenden betrieblichen Gründe entgegen und

5. der Anspruch wurde dem Arbeitgeber sieben Wochen vor Beginn der Tätigkeit schriftlich mitgeteilt.

Der Antrag muss den Beginn und den Umfang der verringerten Arbeitszeit enthalten. Die gewünschte Verteilung der verringerten Arbeitszeit soll im Antrag angegeben werden. Falls der Arbeitgeber die beanspruchte Verringerung der Arbeitszeit ablehnen will, muss er dies innerhalb von vier Wochen mit schriftlicher Begründung tun. Soweit der Arbeitgeber der Verringerung der Arbeitszeit nicht oder nicht rechtzeitig zustimmt, kann der Arbeitnehmer oder die Arbeitnehmerin Klage vor den Gerichten für Arbeitssachen erheben.

§ 16
Inanspruchnahme der Elternzeit

(1) Wer Elternzeit beanspruchen will, muss sie spätestens sieben Wochen vor Beginn schriftlich vom Arbeitgeber verlangen und gleichzeitig erklären, für welche Zeiten innerhalb von zwei Jahren Elternzeit genommen werden soll. Bei dringenden Gründen ist ausnahmsweise eine angemessene kürzere Frist möglich. Nimmt die Mutter die Elternzeit im Anschluss an die Mutterschutzfrist, wird die Zeit der Mutterschutzfrist nach § 6 Abs. 1 des Mutterschutzgesetzes auf den Zeitraum nach Satz 1 angerechnet. Nimmt die Mutter die Elternzeit im Anschluss an einen auf die Mutterschutzfrist folgenden Erholungsurlaub, werden die Zeit der Mutterschutzfrist nach § 6 Abs 1 des Mutterschutzgesetzes und die Zeit des Erholungsurlaubs und der Zweijahreszeitraum nach Satz 1 angerechnet. Die Elternzeit kann auf zwei Zeitabschnitte verteilt werden; eine Verteilung auf weitere Zeitabschnitte ist nur mit der Zustimmung des Arbeitgebers möglich. Der Arbeitgeber hat dem Arbeitnehmer oder der Arbeitnehmerin die Elternzeit zu bescheinigen.

(2) Können Arbeitnehmerinnen und Arbeitnehmer aus einem von ihnen nicht zu vertretenden Grund eine sich unmittelbar an die Mutterschutzfrist des § 6 Abs. 1 des Mutterschutzgesetzes anschließende Elternzeit nicht rechtzeitig verlangen, können sie dies innerhalb einer Woche nach Wegfall des Grundes nachholen.

(3) Die Elternzeit kann vorzeitig beendet oder im Rahmen des § 15 Absatz 2 verlängert werden, wenn der Arbeitgeber zustimmt. Die vorzeitige Beendigung wegen der Geburt eines weiteren Kindes oder in Fällen besonderer Härte, insbesondere bei Eintritt einer schweren Krankheit, Schwerbehinderung oder Tod eines Elternteils oder eines Kindes der berechtigten Person oder bei erheblich gefährdeter wirtschaftlicher Existenz der Eltern nach Inanspruchnahme der Elternzeit, kann der Arbeitgeber unbeschadet von Satz 3 nur innerhalb von vier Wochen aus dringenden betrieblichen Gründen schriftlich ablehnen. Die Elternzeit kann zur Inanspruchnahme der Schutzfristen des § 3 Absatz 2 und des § 6 Absatz 1 des Mutterschutzgesetzes auch ohne Zustimmung des Arbeitgebers vorzeitig beendet werden; in diesen Fällen soll die Arbeitnehmerin dem Arbeitgeber die Beendigung der Elternzeit rechtzeitig mitteilen. Eine Verlängerung der Elternzeit kann verlangt werden, wenn ein vorgesehener Wechsel der Anspruchsberechtigten aus einem wichtigen Grund nicht erfolgen kann.

(4) Stirbt das Kind während der Elternzeit, endet diese spätestens drei Wochen nach dem Tod des Kindes.

(5) Eine Änderung in der Anspruchsberechtigung hat der Arbeitnehmer oder die Arbeitnehmerin dem Arbeitgeber unverzüglich mitzuteilen.

§ 17
Urlaub

(1) Der Arbeitgeber kann den Erholungsurlaub, der dem Arbeitnehmer oder der Arbeitnehmerin für das Urlaubsjahr zusteht, für jeden vollen Kalendermonat der Elternzeit um ein Zwölftel kürzen. Dies gilt nicht, wenn der Arbeitnehmer oder die Arbeitnehmerin während der Elternzeit bei seinem oder ihrem Arbeitgeber Teilzeitarbeit leistet.

(2) Hat der Arbeitnehmer oder die Arbeitnehmerin den ihm oder ihr zustehenden Urlaub vor dem Beginn der Elternzeit nicht oder nicht vollständig erhalten, hat der Arbeitgeber den Resturlaub nach der Elternzeit im laufenden oder im nächsten Urlaubsjahr zu gewähren.

(3) Endet das Arbeitsverhältnis während der Elternzeit oder wird es im Anschluss an die Elternzeit nicht fortgesetzt, so hat der Arbeitgeber den noch nicht gewährten Urlaub abzugelten.

(4) Hat der Arbeitnehmer oder die Arbeitnehmerin vor Beginn der Elternzeit mehr Urlaub erhalten, als ihm oder ihr nach Absatz 1 zusteht, kann der Arbeitgeber den Urlaub, der dem Arbeitnehmer oder der Arbeitnehmerin nach dem Ende der Elternzeit zusteht, um die zu viel gewährten Urlaubstage kürzen.

§ 18
Kündigungsschutz

(1) Der Arbeitgeber darf das Arbeitsverhältnis ab dem Zeitpunkt, von dem an Elternzeit verlangt worden ist, höchstens jedoch acht Wochen vor Beginn der Elternzeit, und während der Elternzeit nicht kündigen. In besonderen Fällen kann ausnahmsweise eine Kündigung für zulässig erklärt werden. Die Zulässigkeitserklärung erfolgt durch die für den Arbeitsschutz zuständige oberste Landesbehörde oder die von ihr bestimmte Stelle. Die Bundesregierung kann mit Zustimmung des Bundesrates allgemeine Verwaltungsvorschriften zur Durchführung des Satzes 2 erlassen.

(2) Absatz 1 gilt entsprechend, wenn Arbeitnehmer oder Arbeitnehmerinnen
1. während der Elternzeit bei demselben Arbeitgeber Teilzeitarbeit leisten oder
2. ohne Elternzeit in Anspruch zu nehmen, Teilzeitarbeit leisten und Anspruch auf Elterngeld nach § 1 während des Bezugszeitraums nach § 4 Abs. 1 haben.

§ 19
Kündigung zum Ende der Elternzeit

Der Arbeitnehmer oder die Arbeitnehmerin kann das Arbeitsverhältnis zum Ende der Elternzeit nur unter Einhaltung einer Kündigungsfrist von drei Monaten kündigen.

§ 20
Zur Berufsbildung Beschäftigte, in Heimarbeit Beschäftigte

(1) Die zu ihrer Berufsbildung Beschäftigten gelten als Arbeitnehmer oder Arbeitnehmerinnen im Sinne dieses Gesetzes. Die Elternzeit wird auf Berufsbildungszeiten nicht angerechnet.

(2) Anspruch auf Elternzeit haben auch die in Heimarbeit Beschäftigten und die ihnen Gleichgestellten (§ 1 Abs. 1 und 2 des Heimarbeitsgesetzes), soweit sie am Stück mitarbeiten. Für sie tritt an die Stelle des Arbeitgebers der Auftraggeber oder Zwischenmeister und an die Stelle des Arbeitsverhältnisses das Beschäftigungsverhältnis.

§ 21
Befristete Arbeitsverträge

(1) Ein sachlicher Grund, der die Befristung eines Arbeitsverhältnisses rechtfertigt, liegt vor, wenn ein Arbeitnehmer oder eine Arbeitnehmerin zur Vertretung eines anderen Arbeitnehmers oder einer anderen Arbeitnehmerin für die Dauer eines Beschäftigungsverbotes nach dem Mutterschutzgesetz, einer Elternzeit, einer auf Tarifvertrag, Betriebsvereinbarung oder einzelvertraglicher Vereinbarung beruhenden Arbeitsfreistellung zur Betreuung eines Kindes oder für diese Zeiten zusammen oder für Teile davon eingestellt wird.

(2) Über die Dauer der Vertretung nach Absatz 1 hinaus ist die Befristung für notwendige Zeiten einer Einarbeitung zulässig.

(3) Die Dauer der Befristung des Arbeitsvertrags muss kalendermäßig bestimmt oder bestimmbar oder den in den Absätzen 1 und 2 genannten Zwecken zu entnehmen sein.

(4) Der Arbeitgeber kann den befristeten Arbeitsvertrag unter Einhaltung einer Frist von mindestens drei Wochen, jedoch frühestens zum Ende der Elternzeit, kündi-

gen, wenn die Elternzeit ohne Zustimmung des Arbeitgebers vorzeitig endet und der Arbeitnehmer oder die Arbeitnehmerin die vorzeitige Beendigung der Elternzeit mitgeteilt hat. Satz 1 gilt entsprechend, wenn der Arbeitgeber die vorzeitige Beendigung der Elternzeit in den Fällen des § 16 Abs. 3 Satz 2 nicht ablehnen darf.

(5) Das Kündigungsschutzgesetz ist im Falle des Absatzes 4 nicht anzuwenden.

(6) Absatz 4 gilt nicht, soweit seine Anwendung vertraglich ausgeschlossen ist.

(7) Wird im Rahmen arbeitsrechtlicher Gesetze oder Verordnungen auf die Zahl der beschäftigten Arbeitnehmer und Arbeitnehmerinnen abgestellt, so sind bei der Ermittlung dieser Zahl Arbeitnehmer und Arbeitnehmerinnen, die sich in der Elternzeit befinden oder zur Betreuung eines Kindes freigestellt sind, nicht mitzuzählen, solange für sie aufgrund von Absatz 1 ein Vertreter oder eine Vertreterin eingestellt ist. Dies gilt nicht, wenn der Vertreter oder die Vertreterin nicht mitzuzählen ist. Die Sätze 1 und 2 gelten entsprechend, wenn im Rahmen arbeitsrechtlicher Gesetze oder Verordnungen auf die Zahl der Arbeitsplätze abgestellt wird.

ABSCHNITT 3
Statistik und Schlussvorschriften
§ 22
Bundesstatistik

(1) Zur Beurteilung der Auswirkungen dieses Gesetzes sowie zu seiner Fortentwicklung ist eine laufende Erhebung zum Bezug von Elterngeld als Bundesstatistik durchzuführen. Die Erhebung erfolgt zentral beim Statistischen Bundesamt.

(2) Die Statistik erfasst vierteljährlich zum jeweils letzten Tag des aktuellen und der vorangegangenen zwei Kalendermonate erstmalig zum 31. März 2013 für Elterngeld beziehende Personen folgende Erhebungsmerkmale:
1. Art der Berechtigung nach § 1,
2. Grundlagen der Berechnung des zustehenden Monatsbetrags nach Art und Höhe (§ 2 Absatz 1, 2, 3 oder 4, § 2a Absatz 1 oder 4, § 2c oder § 2d),

3. Höhe des zustehenden Monatsbetrags ohne die Berücksichtigung der Einnahmen nach § 3 und der Ausübung der Verlängerungsmöglichkeit (§ 6),
4. Art und Höhe der Einnahmen nach § 3,
5. Ausübung der Verlängerungsmöglichkeit (§ 6),
6. Höhe des ausgezahlten Monatsbetrags,
7. Geburtstag des Kindes,
8. für die Antragstellerin oder den Antragsteller:
   a) Geschlecht, Geburtsjahr und -monat,
   b) Staatsangehörigkeit,
   c) Wohnsitz oder gewöhnlicher Aufenthalt,
   d) Familienstand und unverheiratetes Zusammenleben mit dem anderen Elternteil und
   e) Anzahl der im Haushalt lebenden Kinder.

(3) Die Angaben nach Absatz 2 Nummer 2, 3 und 6 sind für jeden Lebensmonat des Kindes, bezogen auf den Zeitraum des Leistungsbezugs, zu melden.

(4) Hilfsmerkmale sind:
1. Name und Anschrift der zuständigen Behörde,
2. Name und Telefonnummer sowie Adresse für elektronische Post der für eventuelle Rückfragen zur Verfügung stehenden Person und
3. Kennnummer des Antragstellers oder der Antragstellerin.

§ 23
Auskunftspflicht; Datenübermittlung an das Statistische Bundesamt

(1) Für die Erhebung nach § 22 besteht Auskunftspflicht. Die Angaben nach § 22 Abs. 4 Nr. 2 sind freiwillig. Auskunftspflichtig sind die nach § 12 Abs. 1 zuständigen Stellen.

(2) Der Antragsteller oder die Antragstellerin ist gegenüber den nach § 12 Absatz 1 zuständigen Stellen zu den Erhebungsmerkmalen nach § 22 Absatz 2 auskunftspflichtig. Die zuständigen Stellen nach § 12 Absatz 1 dürfen die Angaben nach

§ 22 Absatz 2 Nummer 7, soweit sie für den Vollzug dieses Gesetzes nicht erforderlich sind, nur durch technische und organisatorische Maßnahmen getrennt von den übrigen Daten nach § 22 Absatz 2 und nur für die Übermittlung an das Statistische Bundesamt verwenden und haben diese unverzüglich nach Übermittlung an das Statistische Bundesamt zu löschen.

(3) Die in sich schlüssigen Angaben sind als Einzeldatensätze elektronisch bis zum Ablauf von 30 Arbeitstagen nach Ablauf des Berichtszeitraums an das Statistische Bundesamt zu übermitteln.

§ 24
Übermittlung von Tabellen mit statistischen Ergebnissen durch das Statistische Bundesamt

Zur Verwendung gegenüber den gesetzgebenden Körperschaften und zu Zwecken der Planung, jedoch nicht zur Regelung von Einzelfällen, übermittelt das Statistische Bundesamt Tabellen mit statistischen Ergebnissen, auch soweit Tabellenfelder nur einen einzigen Fall ausweisen, an die fachlich zuständigen obersten Bundes- oder Landesbehörden. Tabellen, deren Tabellenfelder nur einen einzigen Fall ausweisen, dürfen nur dann übermittelt werden, wenn sie nicht differenzierter als auf Regierungsbezirksebene, im Falle der Stadtstaaten auf Bezirksebene, aufbereitet sind.

§ 24a
Übermittlung von Einzelangaben durch das Statistische Bundesamt

(1) Zur Abschätzung von Auswirkungen der Änderungen dieses Gesetzes im Rahmen der Zwecke nach § 24 übermittelt das Statistische Bundesamt auf Anforderung des fachlich zuständigen Bundesministeriums diesem oder von ihm beauftragten Forschungseinrichtungen Einzelangaben ab dem Jahr 2007 ohne Hilfsmerkmale mit Ausnahme des Merkmals nach § 22 Absatz 4 Nummer 3 für die Entwicklung und den Betrieb von Mikrosimulationsmodellen. Die Einzelangaben dürfen nur im hierfür erforderlichen Umfang und mittels

eines sicheren Datentransfers übermittelt werden.

(2) Bei der Verarbeitung und Nutzung der Daten nach Absatz 1 ist das Statistikgeheimnis nach § 16 des Bundesstatistikgesetzes zu wahren. Dafür ist die Trennung von statistischen und nichtstatistischen Aufgaben durch Organisation und Verfahren zu gewährleisten. Die nach Absatz 1 übermittelten Daten dürfen nur für die Zwecke verwendet werden, für die sie übermittelt wurden. Die übermittelten Einzeldaten sind nach dem Erreichen des Zweckes zu löschen, zu dem sie übermittelt wurden.

(3) Personen, die Empfängerinnen und Empfänger von Einzelangaben nach Absatz 1 Satz 1 sind, unterliegen der Pflicht zur Geheimhaltung nach § 16 Absatz 1 und 10 des Bundesstatistikgesetzes. Personen, die Einzelangaben nach Absatz 1 Satz 1 erhalten sollen, müssen Amtsträger oder für den öffentlichen Dienst besonders Verpflichtete sein. Personen, die Einzelangaben erhalten sollen und die nicht Amtsträger oder für den öffentlichen Dienst besonders Verpflichtete sind, sind vor der Übermittlung zur Geheimhaltung zu verpflichten. § 1 Absatz 2, 3 und 4 Nummer 2 des Verpflichtungsgesetzes vom 2. März 1974 (BGBl. 1 S. 469, 547), das durch § 1 Nummer 4 des Gesetzes vom 15. August 1974 (BGBl. 1 S. 1942) geändert worden ist, gilt in der jeweils geltenden Fassung entsprechend. Die Empfängerinnen und Empfänger von Einzelangaben dürfen aus ihrer Tätigkeit gewonnene Erkenntnisse nur für die in Absatz 1 genannten Zwecke verwenden.

§ 25
Bericht

Die Bundesregierung legt dem Deutschen Bundestag bis zum 1. Oktober 2008 einen Bericht über die Auswirkungen dieses Gesetzes sowie über die gegebenenfalls notwendige Weiterentwicklung dieser Vorschriften vor. Er darf keine personenbezogenen Daten enthalten.

§ 26
Anwendung der Bücher des Sozialgesetzbuches

(1) Soweit dieses Gesetz zum Elterngeld keine ausdrückliche Regelung trifft, ist bei der Ausführung des Ersten Abschnitts das Erste Kapitel des Zehnten Buches Sozialgesetzbuch anzuwenden.

(2) § 328 Absatz 3 und § 331 des Dritten Buches Sozialgesetzbuch gelten entsprechend.

§ 27
Übergangsvorschrift

(1) Für die vor dem 1. Januar 2013 geborenen oder mit dem Ziel der Adoption aufgenommenen Kinder sind die Vorschriften dieses Gesetzes in der bis zum 16. September 2012 geltenden Fassung weiter anzuwenden. Soweit das Gesetz in der bis zum 16. September 2012 geltenden Fassung Mutterschaftsgeld nach der Reichsversicherungsordnung oder nach dem Gesetz über die Krankenversicherung der Landwirte in Bezug nimmt, gelten die betreffenden Regelungen für Mutterschaftsgeld nach dem Fünften Buch Sozialgesetzbuch oder nach dem Zweiten Gesetz über die Krankenversicherung der Landwirte entsprechend.

(1a) Bei der Ermittlung des Überschusses der Einnahmen über die Werbungskosten nach § 2 Absatz 7 Satz 1 ist für die vor dem 1. Januar 2012 geborenen oder mit dem Ziel der Adoption aufgenommenen Kinder § 9a Satz 1 Nummer 1 Buchstabe a des Einkommensteuergesetzes in der am 4. November 2011 geltenden Fassung anzuwenden.

(1b) Soweit dieses Gesetz Mutterschaftsgeld nach dem Fünften Buch Sozialgesetzbuch oder nach dem Zweiten Gesetz über die Krankenversicherung der Landwirte in Bezug nimmt, gelten die betreffenden Regelungen für Mutterschaftsgeld nach der Reichsversicherungsordnung oder nach dem Gesetz über die Krankenversicherung der Landwirte entsprechend.

(2) Für die dem Erziehungsgeld vergleichbaren Leistungen der Länder sind § 8 Absatz 1 und § 9 des Bundeserziehungsgeldgesetzes in der bis zum 31. Dezember 2006 geltenden Fassung weiter anzuwenden.